JN004452

教えて！
毎日ほぼ元気のコツ

図でわかる
鎌田式
43のいい習慣

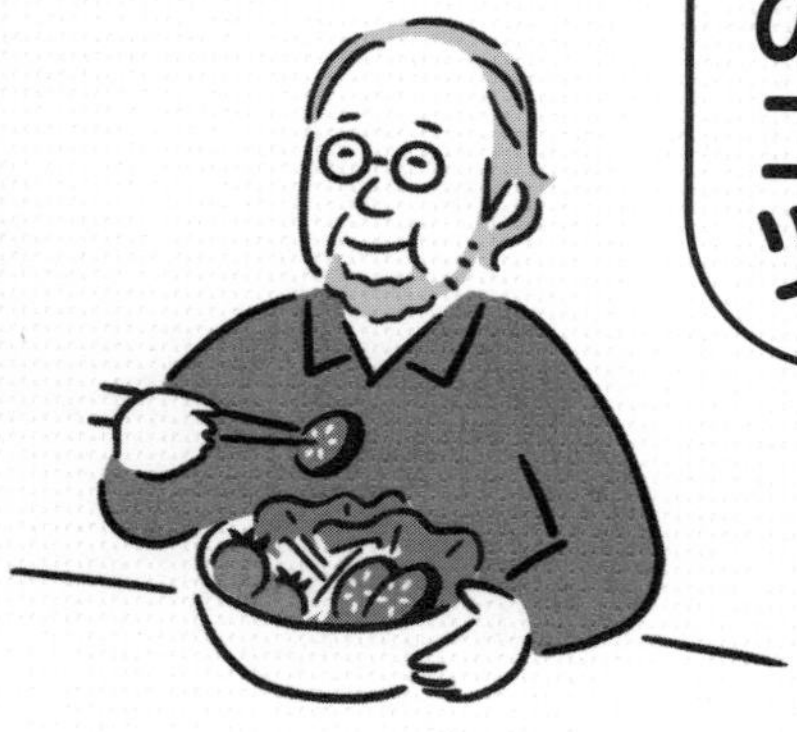

鎌田 實
Minoru Kamata

集英社

はじめに

健康づくり運動を一貫してやってきて、もうすぐ50年になります。

きっかけは諏訪中央病院への赴任でした。最初は、医者がいなくて困っている病院に数年間の応援に来ただけのつもりでした。当時、長野県は脳卒中の死亡率が全国で2位、県内17の市の中でもっとも高いのがぼくの住む茅野市でした。ぼくを含め数名の医師が手分けをして「脳卒中で死なないために」という講演を年間80回ほど集落の公民館で行うようになりました。初めのころは模造紙、その後はスライド、それからパソコンのパワーポイントなどを利用して、できるだけわかりやすい図解を使って健康づくりを進めました。胸に落ちる、理解する、納得するのが行動変容を起こすうえで最も大事だと思ったからです。

今回、ぼく自身が74歳から75歳、つまり後期高齢者に突入していく中、第一次〝老いる〟ショックから第二次〝老いる〟ショックまでに様々な問題を抱えることになりました。

たとえば第一次〝老いる〟ショックでは、睡眠薬を常用するようになったり高血圧の領域に入りかけたり、肥満にもなりかかりました。脊柱管狭窄症《せきちゅうかんきょうさくしょう》による腰痛、半月板損傷《はんげつばんそんしょう》があって膝関節に定期的に注射をしていた時期もあります。この半月板損傷はかなりの重症で、注射をしてもなかなか良くならなかったので手術をすることに決めたのですが、手術日を迎える直前に東日本大震災が起きて、手術を延期して被災地支援に通うようになりました。そこから大腿四頭筋《だいたいしとうきん》を強化するために、この本の中にもあるランジという運動をしたりして膝関節を支える筋肉の強化に努めました。その結果、まったく痛まなくなり、スキーも再開。〝老いる〟ショックに負けず年々上達しているように自分では思っています。筋トレやストレッチ、鎌田式ウォーキングなどで第一次〝老いる〟ショックを乗り越えてきました。

第二次〝老いる〟ショックは血糖値が上がりだしたことから始まりました。実の父が重い糖尿病で透析を受け、脳卒中で亡くなったと聞いています。ぼく自身にも糖尿病になりやすい体質があると考え、高血圧や肥満など第二次〝老いる〟ショックに備えました。

これまでに、高血圧の人、血糖値が少し高い人、肥満気味の人、逆に理想的な体形なのに年をとるにつれて骨粗鬆症《こつそしょうしょう》やサルコペニア（加齢性筋肉減少症）になって外出がおっくうになる人を患者さんの中にたくさん見てきました。

人間は必ず老い、いつか死にます。それは避けようがありません。だけど、だからこそ、

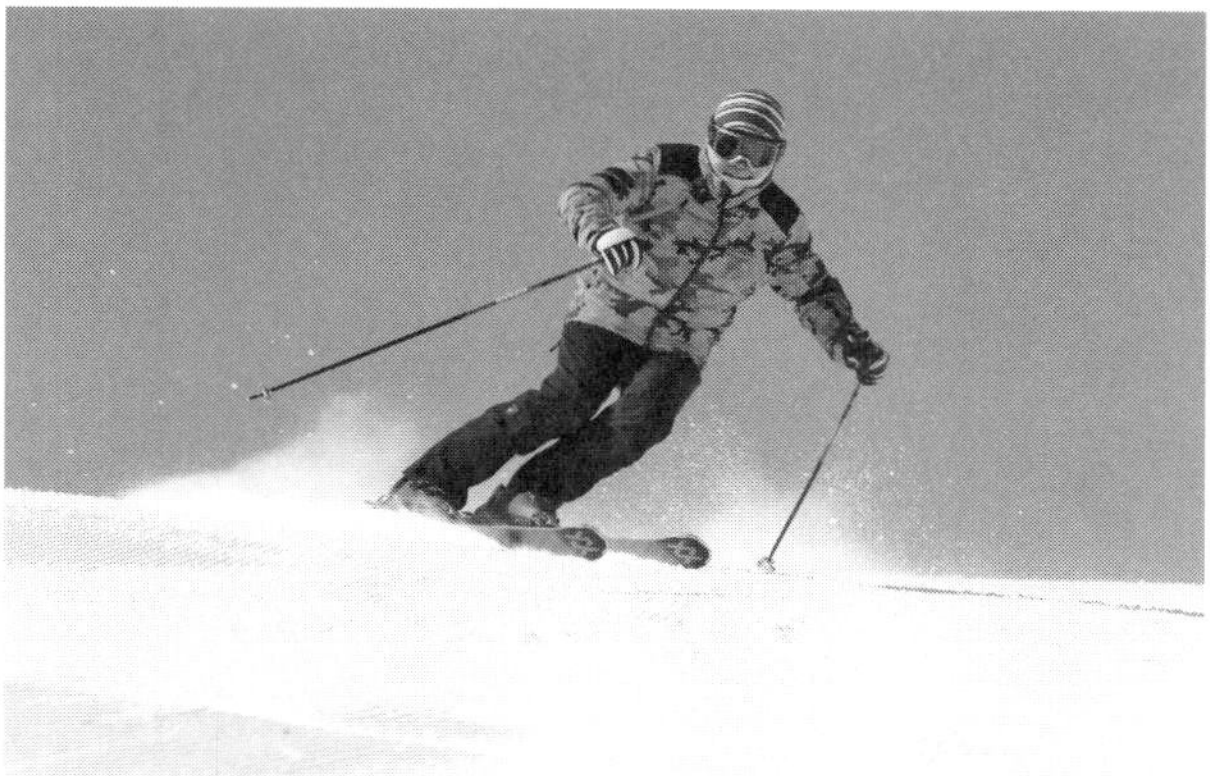

2023年2月、“老いる”ショックをひらりと越える著者

死ぬ間際まで日帰り温泉を楽しんだり食堂に行って好きなものを注文して食べたり、できれば芝居見物や映画にも行ったりできる体でいたい。健康でぴんぴん元気に90歳の壁を越えていきたい。そのためには毎日の暮らし方が大切です。

本書ではぼく自身が老いの問題をどう解決してきたかをオープンにしながら、同じように悩みを持つ方々が「ああそういうことか」と納得ができるようにいろいろなデータを駆使し、43の「解決法」を紹介しています。図解・チャート式のQ&A形式なので、どこから読んでも大丈夫。

困ったときには「教えて、鎌田先生」と、ページを開いてみてください。

もくじ

Q1 眠れないときは、睡眠薬に頼ってもいいでしょうか。

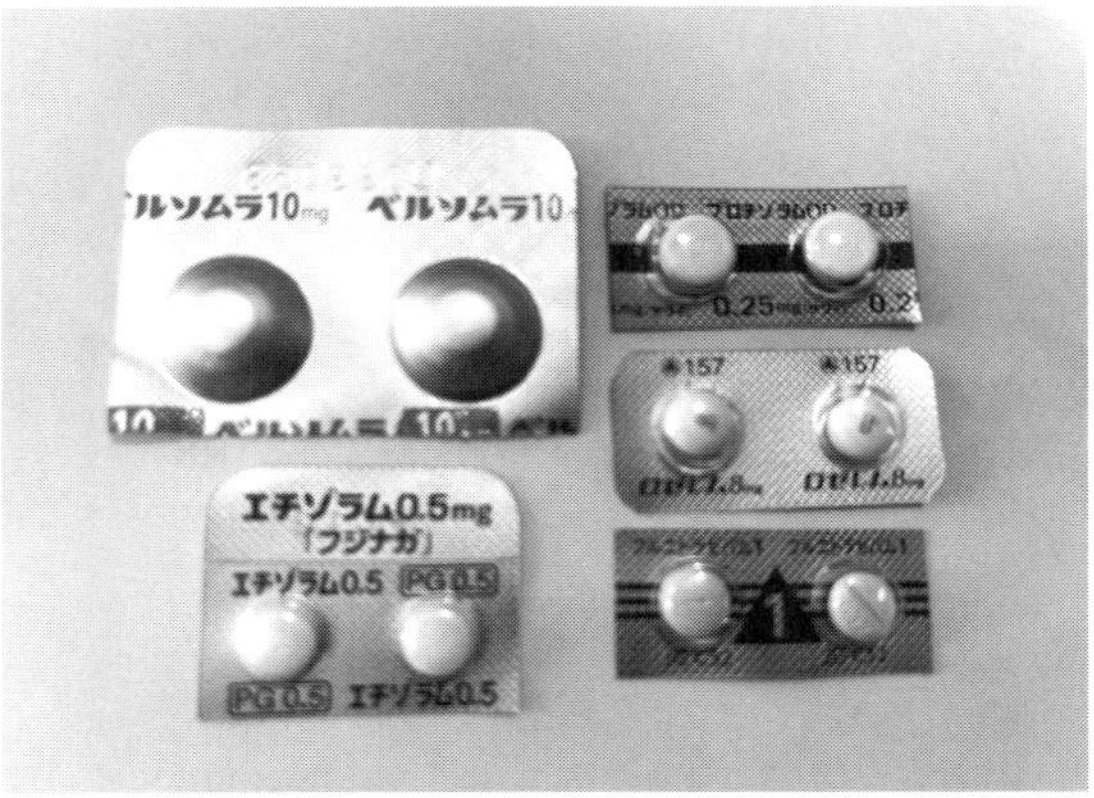

ぼくが飲んでいた睡眠薬、同じ薬を飲んでいる人も多いでしょう

眠れない人は予想以上に多い

睡眠薬の服用率は若者より高齢者、男性よりも女性が多く、日本の70歳以上の女性は４人に１人が、80歳以上の女性は３人に１人が睡眠薬を服用しています。

ぼくが睡眠薬に頼ることになった理由

ぼく自身も、実は長い間、睡眠薬に頼っていました。うまく眠れなくなったのは、チェルノブイリの放射能汚染地域やイラク難民キャンプなどに子どもの救援に行った際の時差ボケや帰国後のハードワークが原因でした。

エチゾラム（デパス）から始まって、次にはレンドルミン（ブロチゾラム）を使うようになりました。それでも夜間の中途覚醒や早朝覚醒が起きると、そのあと眠れなくなり、重度の不眠症に使うフルリトラゼパム（サイレース）など5種類の中から2つの薬を併用するようになりました。このままではまずいと思いました。

薬依存からの脱出

医師によって処方される睡眠薬は、どれも副作用が少なく安全ですが、次第に「飲まないと眠れない」という依存が始まってしまいます。ぼくも、そうでした。その後、時間をかけて生活習慣を改善し、薬の量を減らすことに成功し、今では睡眠薬なしでぐっすり眠れるようになりました。ぼくがどんなふうに睡眠薬から離脱したかを次から紹介していきます。あなたにもきっと、できます。

A

睡眠薬からの脱出、生活習慣の改善で必ず可能。

Q2 うまく寝付けなかったり夜中に目が覚めたりします。気にしなくてもいいですか？

睡眠は健康・記憶に大きく関係しています

「年をとると眠りが浅くなる」「若いときほどよく眠れない」という声をよく聞きます。年齢のせいにしてあきらめている人も多いのですが、よい睡眠は健康や美容、ダイエットにも欠かせない、とても大切なものです。睡眠の質を高める努力が必要です。

日本人は先進国の中で「最も眠らない人たち」などと呼ばれるくらい、睡眠不足の人が多いことをご存じでしょうか。不眠症とまでいかなくても、なかなか寝付けない、朝スッキリ目覚められないという睡眠障害の人が２０００～２５００万人いるといわれています。

いびきをかく人は〝睡眠時無呼吸症候群〟に注意！

昼間にあくびをしたり、つい眠気に襲われたりする人は睡眠障害の可能性があります。

睡眠の質が悪い中高年は認知症リスクが高い

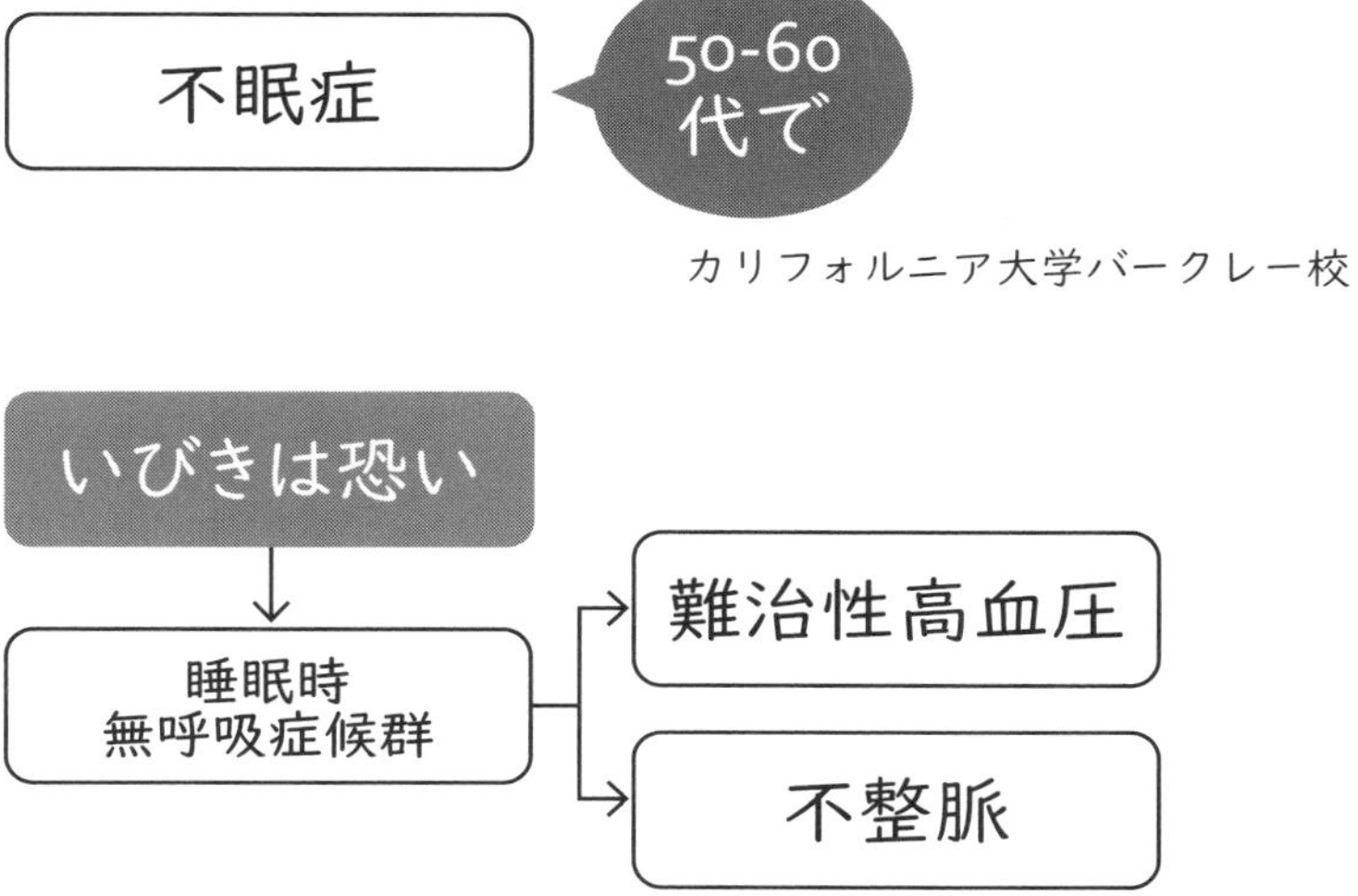

自分では気づきにくいのですが、いびきをかく人も要注意です。また、睡眠中に10秒以上呼吸が止まることを「無呼吸」と言います。これが1時間に5回以上ある場合を〝睡眠時無呼吸症候群〟と呼びます。本人は気づいていないことが多いので、知らないうちに難治性の高血圧になったり不整脈を起こしたりすることがあります。高血圧があって、薬の治療でコントロールがむずかしい場合は睡眠時無呼吸症候群を疑う必要があります。治療をすると血圧が安定し、頻発していた不整脈が起きなくなるというケースが多いです。

「よい眠り」は
認知症のリスクを下げる

50〜60代のときに睡眠の質が低い人は、アミロイドベータの沈着が多く認知症のリスクが高まるという論文がアメリカのカリフォルニア大学バークレー校から出ています。睡眠力がない人は認知症リスクが高いということです。

睡眠には、体の休養や疲労回復だけでなく、コロナ禍で注目された免疫機能の増加、また、記憶の固定や感情の整理という働きもあります。誰もが知っている「一晩眠ったらスッキリした」という経験は、まさに睡眠のおかげなのです。いやなことがあったり、怒りで相手を怒鳴ってしまったりしそうなときは、まず一晩寝てから考える。朝起きたときには感情が落ち着いて穏やかに話をすることができます。

A

睡眠は体にも心にもとても大切なものです。認知症リスクを下げるためにも、毎日心穏やかに過ごすためにも、「よい眠り」が必要です。

Q 3 睡眠の効果を最大限に生かす「よい眠り」とは？

睡眠が美しい肌をつくる

よい〝睡眠力〟があるかどうかは、これからの人生に大きく影響します。センテナリアン（百寿者＝１００歳以上の長寿者のこと）の85％の人の睡眠時間は平均９時間以上です。睡眠力を上げるためにどうしたらいいのかを考えていきましょう。

まず、睡眠がどんな役割をしているのかを知りましょう。睡眠には、深い眠りのノンレム睡眠と浅い眠りのレム睡眠があります。眠っている間、二種類の睡眠が繰り返されます。眠り始めてから3時間くらいの間は成長ホルモンが出やすいタイミングです。成長期の子どもの場合はこの時間帯に深い睡眠があると背が伸びるなど、体の成長を促してくれます。大人の場合は、美容に大きな影響があります。きれいな肌をつくるためには、この時間帯に深くぐっすり眠っている必要があります。

寝るだけダイエット

また、夜中の3時くらいから3時間ほどの間の睡眠状態がいい場合にはコルチゾールというホルモンが分泌されて、肥満予防をしてくれます。まさに「寝るだけダイエット」！これを活用しない手はありません。反対に、朝方の4時や5時に目が覚めてしまう人は太りやすいというデータもあります。

睡眠状況をアプリでチェック

左の図は、ぼくのある日の睡眠パターンを示しています。スマホの「熟睡アラーム」というアプリ（有料・無料どちらもあります）で毎日の睡眠状況をチェックしています。グラフの山の部分は浅い眠りを、谷の部分は深い眠りを表しています。Aの日の睡眠時間は7時間38分。睡眠の前半にいい眠りが入っていると美容に効果があり、後半に深い眠りがあると肥満予防になります。入眠リズムや起床リズム、深い眠りや浅い眠りがバランスよくとれているかどうか、また、美容やダイエットに良い睡眠になっているかどうかを六角形で見るようにしています。入眠リズムが少し悪く、入床リズムが減点。眠りはじめ

Q3

ぼくの眠りのパターン

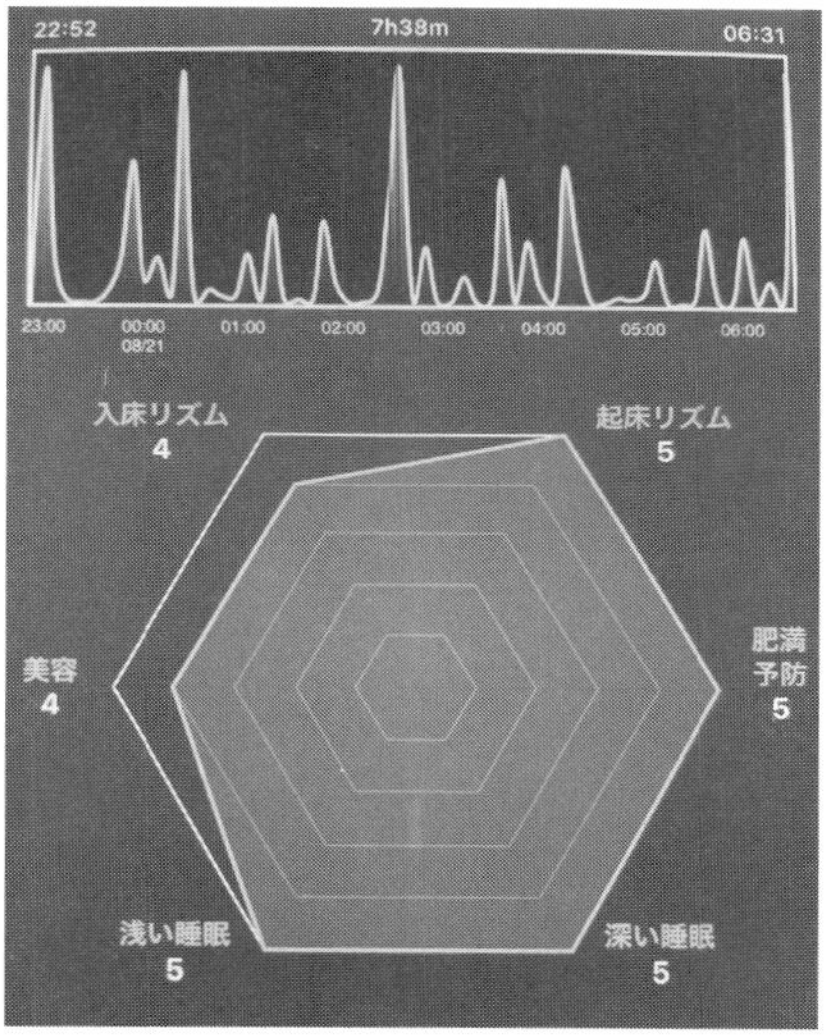

A

山のところは浅い睡眠、谷は深い睡眠を表している

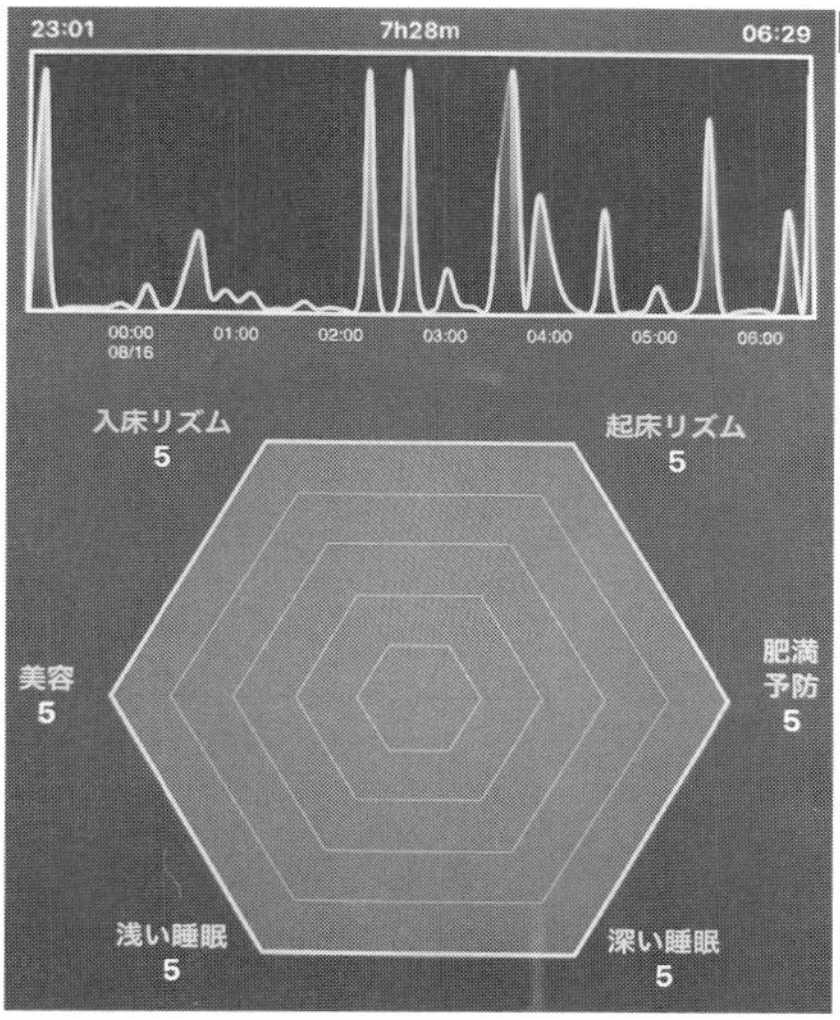

B

六角形で、睡眠のリズムや美容、ダイエットが記録されている

の3時間に少し眠りの深さが足りない時間帯があったために美容が1点減点されています。

ゴールデンタイムは眠りはじめの90分

眠りは日によって違いがあります。

Ｂは眠りが１００点満点。初めの3時間の中でも一番大事なのが、眠りバナ90分のゴールデンタイムなのですが、この時間に深い眠りになるノンレム睡眠がくると、免疫力を上げたり美しい肌をつくったりしてくれます。また、疲労回復をして新陳代謝をしてくれる大事な90分でもあります。この日は美容も、肥満予防もパーフェクトでした。

A

睡眠のゴールデンタイムは眠りバナの90分。
美肌も疲労回復もこの時間が勝負！

Q4 何をすれば、毎晩ぐっすり眠れますか？

睡眠力を上げる10か条

今はまだ薬を飲むほどではないが、昼間にあくびが出る。あるいは、眠気のせいで仕事や家事の能率が悪くなったと感じている人にもこの10か条はおススメです。薬に頼らずに質の高い睡眠を得るためにぼくが意識している生活習慣を10のポイントで説明します。これで薬がいらなくなりました。

①「脳腸《のうちょう》相関」を利用する

脳と腸はつながっています。詳しくは40ページで説明をしますが、腸内環境をよくすることが脳によい刺激を与え、認知機能を高めたり感情を整えたりするだけでなく、よい睡

脳腸相関と眠活

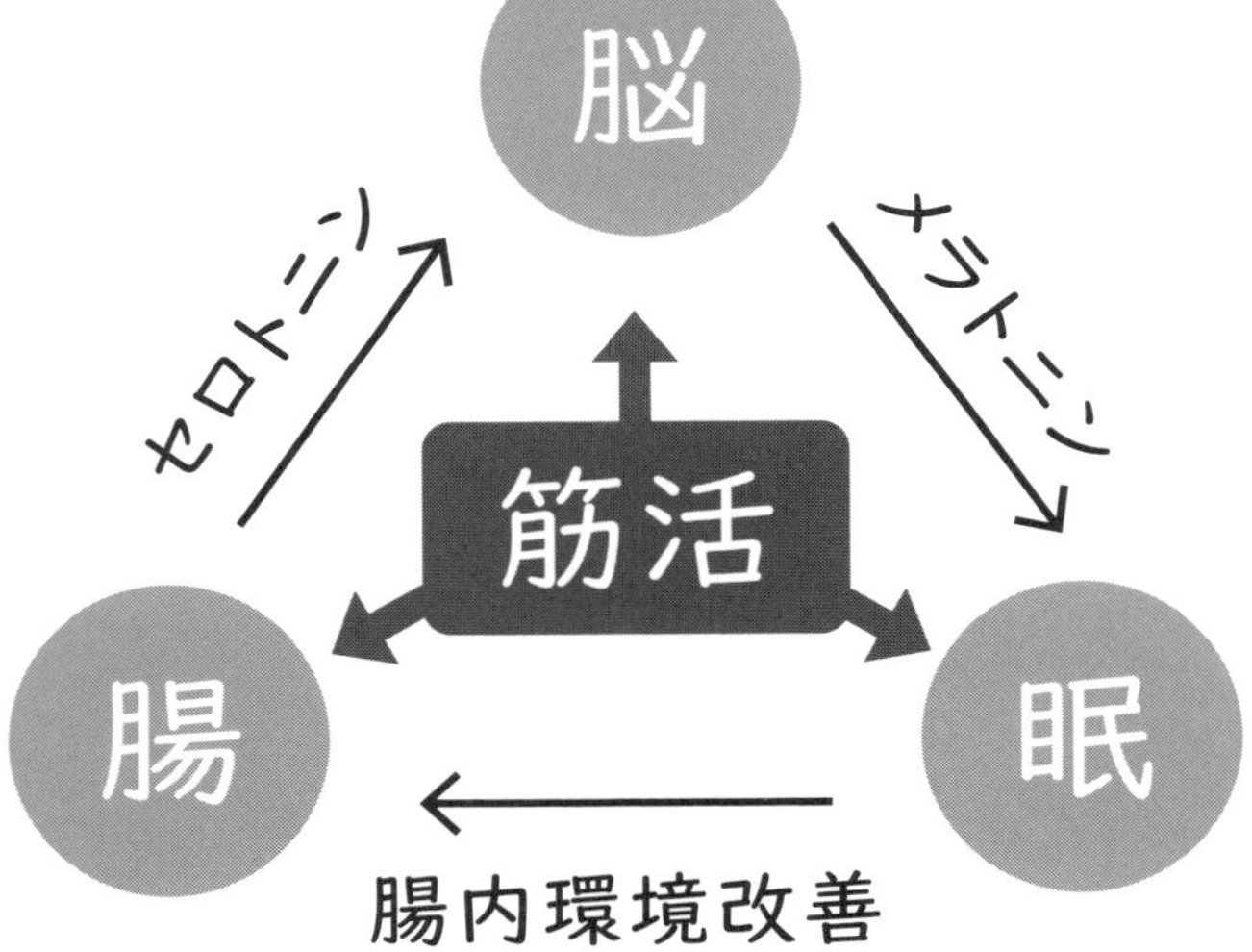

腸活と脳活と眠活はつながっています

眠への準備にもなります。チーズ、納豆、麹（甘酒）など多種多様の発酵食品をとりましょう。善玉菌を増やすために必要な食物繊維の多い食品として一日350グラムの野菜、海藻やキノコなども併せて食べましょう。

②「筋腸《きんちょう》相関」を利用する

京都府立大学の青井《あおい》渉《わたる》准教授の研究により、筋肉を動かすと腸内環境がよくなり、腸内環境がよくなれば運動のパフォーマンスが高まり〝若返り〟ホルモンと呼ばれるマイオカインが多く出ることがわかっています。この本で紹介している運動を毎日の習慣にしてください。

③「筋脳《きんのう》相関」を利用する

運動によって分泌された幸せホルモンのセロトニンが、夜になると睡眠を促すメラトニンに変わります。ぼくのつくった言葉ですが、脳と筋肉には、脳が動けと命令して筋肉が動き、筋肉が動くとホルモンが出て脳に刺激を与える「筋脳相関」があります。筋活が脳のストレスをとり睡眠力を高めることにつながります。

④おいしいものを食べるとよい睡眠につながる

幸せホルモンであるセロトニンの多くは腸でつくられます。材料は魚や肉、チーズ、バナナなどの「おいしい」もの。腸内細菌が働いてトリプトファンから、やがてセロトニンになります。セロトニンはメラトニンという物質に変化し、これが睡眠を誘導してくれます。よい眠りが訪れると腸内環境が改善され、脳のストレスが軽減されて、さらによい睡眠になるというよいサイクルが回りだします。これが鎌田理論「おいしいものを食べた人の勝ち」なのです。脳と腸と睡眠と筋肉は見事につながっています。

⑤朝の太陽の光を浴びる

人の体内時計（24・5時間周期）と地球の自転（24時間周期）のズレを、朝の太陽の光がリセットしてくれます。

⑥朝食を抜かない。夕食はできたら早く

食欲がなくても食べましょう。それによって体内時計がリセットされて代謝が動き出します。腸内環境をよくするためには、野菜や発酵食品を食べることが大事です。

サラリーマンはむずかしいでしょうが、自由業の人や定年退職をした方は、できれば夕食を早くとって、寝る時に胃での消化が終わっているようにするといいです。ちなみに今年で75歳のぼくは、17時半から18時に夕食をとるようにしています。前の晩、寝付きが悪かった時は、カプサイシンなど体の深部体温を1度上げる夕食をとり、上がった体温が下がっていくのを利用しながら睡眠薬なしで眠れるようにしていきました。

⑦昼寝は30分まで

昼寝の時間が長くなると、当然、夜眠れなくなります。どうしても昼間に眠くなった時は、昼寝前にコーヒーを飲んで、アラームをかけて30分以内に起きるようにします。

⑧副交感神経を刺激する

腹式呼吸（54ページ参照）や自然の中をウォーキングすることで副交感神経が優位になります。脳を活性化しながら穏やかにリラックスさせていきます。

⑨ホットタオルで目や首を温める

副交感神経を刺激するには目の周りや首の周りの血流をよくすることが大切です。ホットタオルを寝る前に目や首に当てるのはかなりおススメです。最近では、「蒸気でホットアイマスク」といった手軽に使える商品もあります。普段の就寝時はもちろん、新幹線や飛行機に乗るときにもぼくは愛用しています。30分程度のよい昼寝をすることができます。

⑩寝る90分前にお風呂に入る

「この時間に寝たいな」と思う90分前にお風呂に入って深部体温を上げておくと、下がりバナに眠気が催してきます。それでも眠りにつきにくいときは、寝る1時間前にホットミルクを飲むといいでしょう。深部体温が少し上がるので、その後じわっと下がってくるときに寝つきがよくなります。

強い睡眠薬を2種類飲んで、やっと眠れていたぼくが、この10か条で睡眠薬をまったく必要としなくなりました。睡眠の質がよくなったために、昼間のパフォーマンスが劇的に改善し、ひらめきもよくなり、新しい仕事や、子ども・子育て市民委員会など、新しい活動を精力的に行えるようになりました。

A

眠活「10か条」で睡眠力アップを！
腸内環境改善、筋活、腹式呼吸が僕には一番効いた。

Q5 やせなきゃと思いつつ「もったいない」とつい食べ過ぎ……。

ダイエットだけの健康法は危険！

健康診断などで「メタボ」という診断を受けて慌ててダイエットをする人が多いのですが、食事制限で痩せた人は筋肉が少なく、将来フレイル（虚弱）やサルコペニア（加齢性筋肉減少症）になるだけでなく、代謝効率が悪くなり、ちょっと食べ過ぎただけですぐに体重が増える太りやすい体になってしまいます。

もちろん食事の内容や量に気をつけることは大切です。糖質と脂肪分を少し減らして、たんぱく質と野菜をしっかりたっぷり食べましょう。それと同時に、筋活とウォーキングで時間をかけて少しずつ筋肉を増やしながら脂肪を減らして体重をコントロールするのがベストです。こうすることで90歳の壁を「ピンピン」元気に越えることができます。

高齢者の食事制限は危険

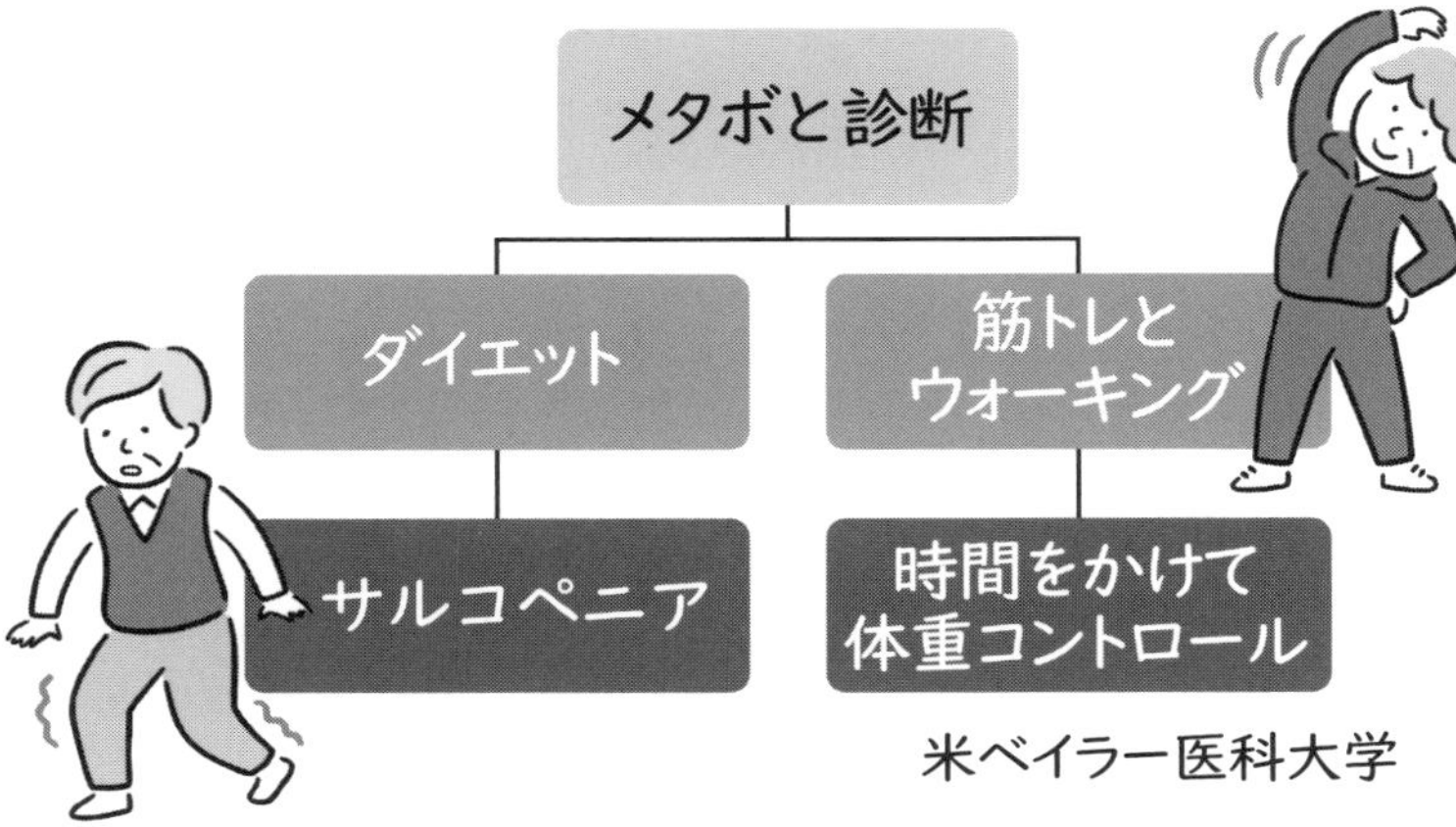

米ベイラー医科大学

BMIの出し方

体重（kg）÷身長（m）の2乗 ＝ BMIの数値

例）身長160センチ、60キロの女性

60÷（1.6×1.6）＝23.43

〝ちょい太〟で大丈夫

国立がん研究センターの論文によると、最も死亡リスクが低いのはＢＭＩ（体格指数）21〜27です。ＢＭＩの正常値は18・5〜25未満ですが、男女問わず肥満で死亡率が高くなるのは27を超えてからなので、25〜27はそれほど心配しなくてもよいことがわかります。むしろ、19以下の死亡率が極端に上がっているのが心配です。

ぼくがメタボに対抗してやったこと

アメリカのベイラー大学の研究によると、メタボになったときにダイエットだけをやると、かえってサルコペニアになり、健康にはマイナスです。筋トレとウォーキングを中心に行い、少しだけ食事制限をするようにしました。時間をかけて体重をコントロールするのが、最もよい結果を生みます。

隠れ肥満がいちばん心配

これまでダイエットに何度も失敗した人がいると思いますが、あんまり後悔をしないでください。むしろ無意識に自分の命を守るために食欲が増したのだと肯定的に考えてみましょう。反対に、ダイエットに成功したＢＭＩ18・5〜20くらいの人はサルコペニアという筋肉減少症になっていないか確認が必要です（１１４ページでチェック方法を説明します）。

初めのサインは握力の低下です。ペットボトルや瓶の蓋が開けにくくなったという人は、黄色信号。筋肉を増やすことを心がけないと、高齢になったときに日帰り温泉に行ったりコンサートに行ったりすることが大変になってくる可能性があります。

握力は寿命にも関係する

カナダのマクマスター大学の研究によると、握力が５キロ低下すると死亡リスクは16％上昇します。また、順天堂大学の研究では男性で握力28キロ未満、女性で18・５キロ未満になると認知症リスクが３倍になると発表しています。

ぼくは48年間にわたって健康づくり運動をしてきましたが、食べないダイエットを勧めたことは一度もありません。野菜とたんぱく質をしっかりとり、適切な筋肉運動を続けることで自然に代謝が上がるいい体ができます。そうなると、多少食べ過ぎても太りません。

〝ちょい太〟の方が死亡率が低いことを忘れないようにしましょう。

A

おいしいものを食べた人の勝ち！
ダイエットだけの健康づくりは最悪だけど、
満腹のときには「残す」勇気も必要です。

Q６ コレステロール値が高いと言われました。薬を飲みたくないんですが……。

すぐに薬に頼らない

ＬＤＬコレステロール、いわゆる悪玉コレステロールの基準値は１２０mg／dl未満、脂質異常症の境界線は１４０以上です。ぼくは１８０以上になると薬の投与を検討しますが、基準値の１２０を超えたらすぐに薬というのは間違いと考えています。

まずは、生活改善です。野菜やキノコ、海藻などを多く食べること。そして、３分間の「お手抜き速遅《はやおそ》あるき」をやりましょう。

実践！「お手抜き速遅あるき」

最初の1分間は、幅広歩行で大またで歩きます。次の30秒は、足の回転数を上げて競歩の

お手抜き 速遅あるき

1分 幅広 → 30秒 ピッチ → 30秒 ゆっくり 腹式 → 1分 幅広

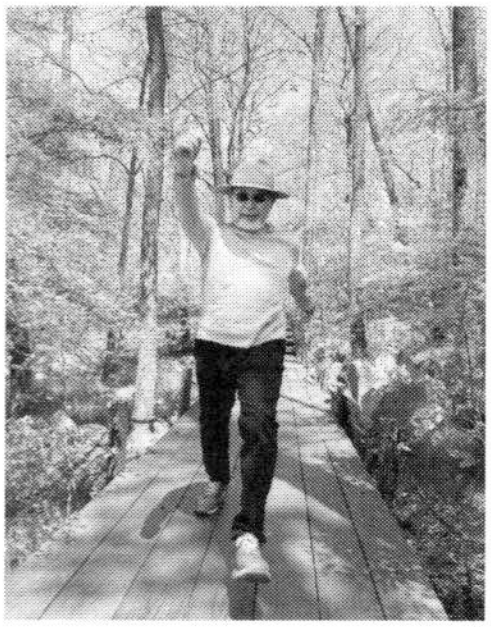

幅広歩行

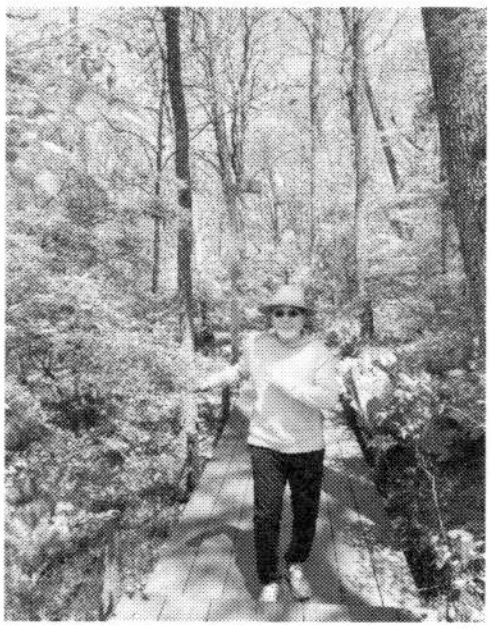

ピッチ歩行

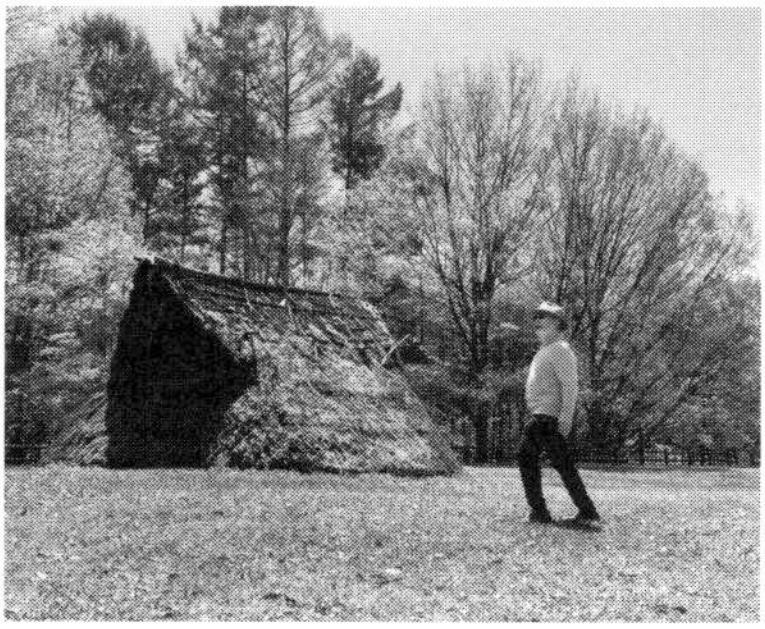

ゆっくり　歩行・腹式呼吸

ようにピッチ歩行で歩きます。次の30秒は腹式呼吸をしながら、景色を眺めたり風を感じたりしながらゆっくり歩いて副交感神経を刺激します。最後の1分間は、再び幅広の大また歩行を。

　これを時間があるときは5セット（合計15分）やれるといいですね。歩数を目標にする人が多いですが、それよりも歩き方革命の方が大切です。歩幅が狭くなった女性は、幅広歩行で早歩きができる人に比べて認知症リスクが5・8倍になると言われています。もちろん男性も幅広歩行で認知症リスクを減らすことができます。

Q6

LDLコレステロールと疾患別死亡数

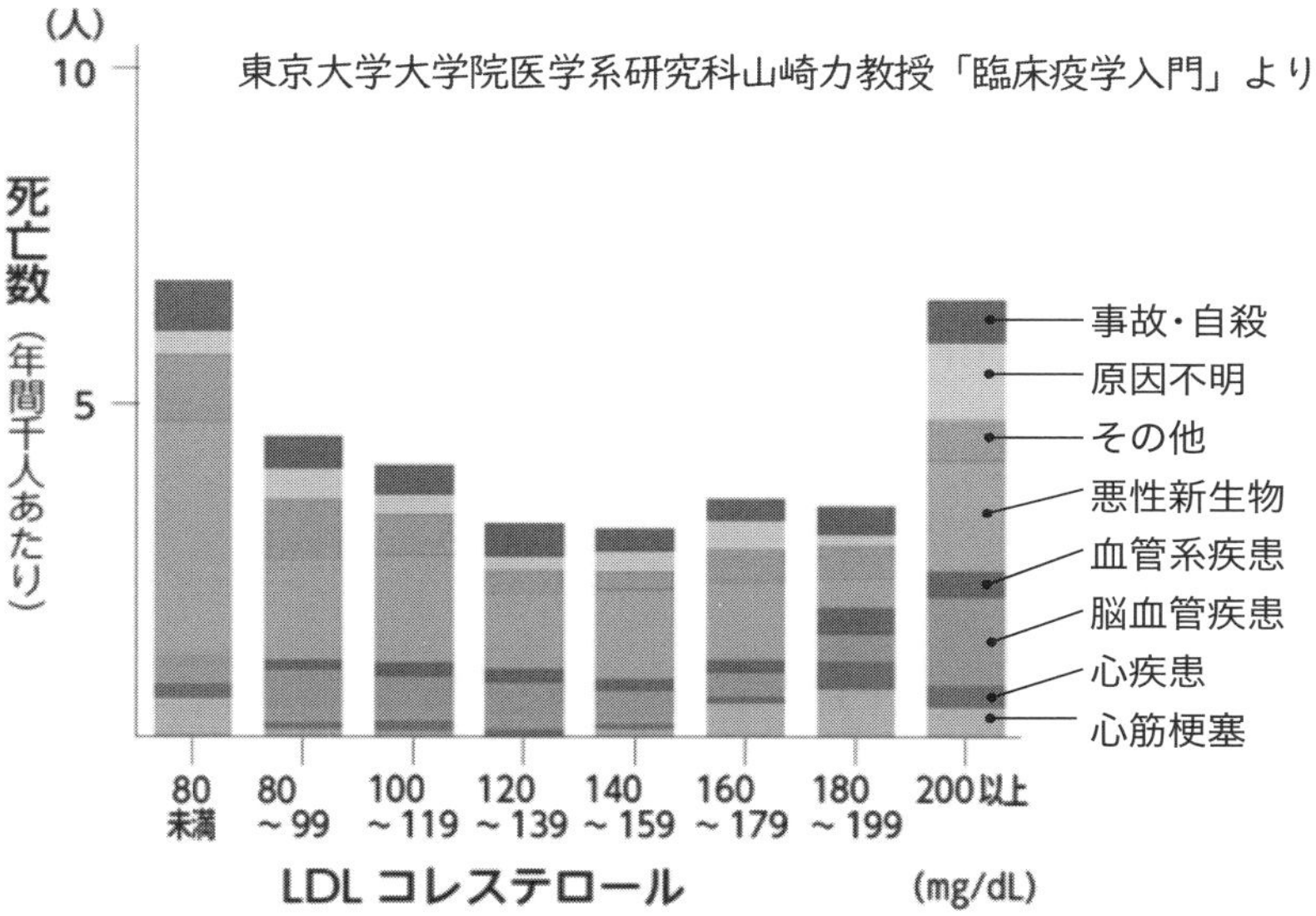

コレステロール値が低い方が死亡率は高い

アメリカの医学界では無駄な検査や医療をしないようにするチュージング・ワイズリー運動を進めています。そのひとつが「70歳を超える高齢者のコレステロール値は下げてはいけない。低い方が死亡率が高い」というもので、これは事実です。

悪玉コレステロール（ＬＤＬ）の正常値は１４０以下です。棒グラフを見てください。悪玉コレステロール（ＬＤＬ）が２００以上になると死亡数が増えています。また、１００以下でも、下がれば下がるほど死亡リスクが高まっていることがわかります。

コレステロールは細胞膜を作ったり、各種のホルモン合成の材料になったり、胆汁酸を作る材料になったりします。コレステロールは多すぎてはいけないのですが、少なすぎも寿命を縮めることを忘れないようにしましょう。

ぼくの外来では１８０くらいまでは薬を出さずにできるだけ生活指導で経過を見るようにしています。食事の脂肪分を減らして筋活と「お手抜き速遅あるき」などの運動をすることが大切です。ぼくの患者さんには脂身のついた肉、鶏肉の皮、ラードや工業的に作られたトランス脂肪酸の多い食品は控えるように指導しています。

A

高齢者はコレステロール薬は飲まなくていい。
それよりも、今すぐ運動靴を買って歩きましょう。

Q7 女性に多い〝隠れ肥満〟〝サルコペニア肥満〟が怖いって、どういうことですか？

隠れ肥満はリスクがいっぱい

ＢＭＩは正常なのに、筋肉が少なく内臓脂肪が多い〝隠れ肥満〟は、将来的に高血圧、糖尿病、認知症、脳卒中、心筋梗塞などを起こしやすいリスクを抱えた体で、メタボと同じくらい危険です。

隠れ肥満の原因

バランスの悪い食事、特に炭水化物断ちなどは、その最たるものです。量を減らすのはよいのですが、完全に「食べない」というのはいけません。見かけの美しさを追求するために無理な食事制限をした上に運動不足が重なれば、筋肉が減少して代謝が悪くなります。

恐いのはサルコペニア

サルコ＝筋肉　ペニア＝減少

握力が

男性　28kg未満
女性　18.5kg未満

認知症リスク 3倍に！

もっと 恐いのはサルコペニア・肥満

プヨプヨ太りが恐い

BMI 25以上で筋肉が少なくなると

認知症リスク 6倍に！

もっともっと 恐いのが 隠れ肥満

BMIは正常なのに筋肉が少なく脂肪過多

☆隠れ肥満の見つけ方 ― 体脂肪率をチェック！

体脂肪率の正常値は
男性は10～19、女性は20～29（％）

少し
高くても
大丈夫！

男性は23、女性は33までにコントロールしよう！

その結果、免疫力が下がり、骨格筋が生み出すマイオカインやオステオカルシンなどの若返りホルモンが出にくくなり、生理のバランスも崩れます。将来的には認知力の低下や糖尿病・脳卒中などのリスクを抱えることにもつながります。

家庭用体重計でも体脂肪率を測定できるものがふえました。自分の体脂肪率を知り、コントロールすることをお勧めします。ぼくは、ここ数年の間、21〜23%を目標にしています。

サルコペニアと肥満の合併に要注意

中年女性に多いのが、サルコペニアと軽度の肥満（BMI26〜27程度）の合併です。サルコは筋肉、ペニアは減少という意味で、サルコペニアは加齢性筋肉減少症と理解してください。肥満だけの人やサルコペニアだけの人に比べて認知症リスクが6倍に上昇すると言われています。骨格筋量と筋力の低下が進むと、将来的な要介護リスクも高まります。また、筋肉に脂肪が沈着する脂肪筋が増えると慢性炎症（94ページで解説）を起こす物質が増えて、がんや動脈硬化、脳卒中、認知症になるリスクを高めます。

ぼくが利用している体重計では、筋肉の質を点数で評価する「筋質点数」が測れます。老化に伴って筋肉繊維が細くなったり、数が減ったり、筋肉と筋肉の間に脂が入り込んだりすることで、筋質点数が下がります。70代の人には「筋質点数50以上」を目指すよう指導しています。ぼくの最近の点数は57です。

今すぐ筋活と〝タン活〟を始めよう

繰り返し述べていますが、基本はしっかりと野菜をとり（＝ベジ活）、たんぱく質をとる（＝タン活）ことです。その上で、運動を日々の習慣に取り入れましょう。鎌田式「速遅あるき」は、忙しければ3分間でも大丈夫。余裕があれば3分間×5セットで15分間できるといいですね。買い物や仕事に出かけるときに意識して歩くようにしましょう。そして、筋活としてスクワット（71ページ参照）を。骨の強化のためにはかかと落とし（57ページ参照）も大事です。

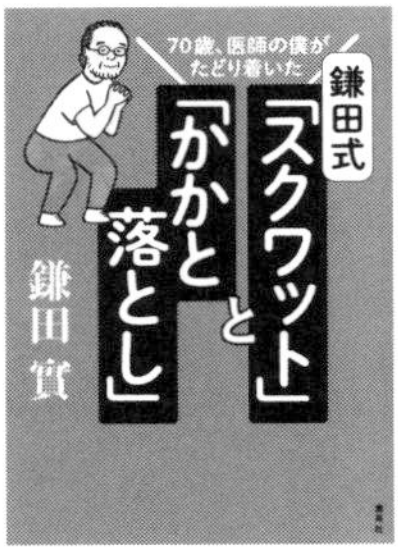

この本も参考に

少し肥満になっても、筋肉がしっかりある固太りはリスクが少なく、体型は美しくても筋肉のない、脂肪ぷよぷよ隠れ肥満は、メタボと同じ危険を抱えていると思ってください。

A

見た目は痩せていても、隠れ肥満やサルコペニアはメタボと同じくらいかそれ以上のリスクを抱えています。

Q 8 毎日〝スッキリ〟出ない……。理想のバナナうんちに近づくには？

腸内環境の悪化がさまざまな病気を引き起こす

腸の中には１００兆～５００兆個の細菌があり、それらが腸内フローラというお花畑のような環境をつくっています。その中には善玉菌と悪玉菌、そして日和見《ひよりみ》菌と呼ばれるものが2対1対7の割合で存在していて、日和見菌は、まるで風見鶏のように「強い」方の味方をします。

つまり、善玉菌が強ければ、日和見菌も「善」の方向に寄っていきますし、悪玉菌が強くなると「悪」の方向へ日和見菌は寄ってしまいます。ということは、腸内環境の善と悪のバランスが悪の方に偏ってしまうと、一気に状態が悪化してしまうことになります。

便秘や下痢が起こるのは、腸内環境の悪化と密接な関係があります。腸内環境が悪いま

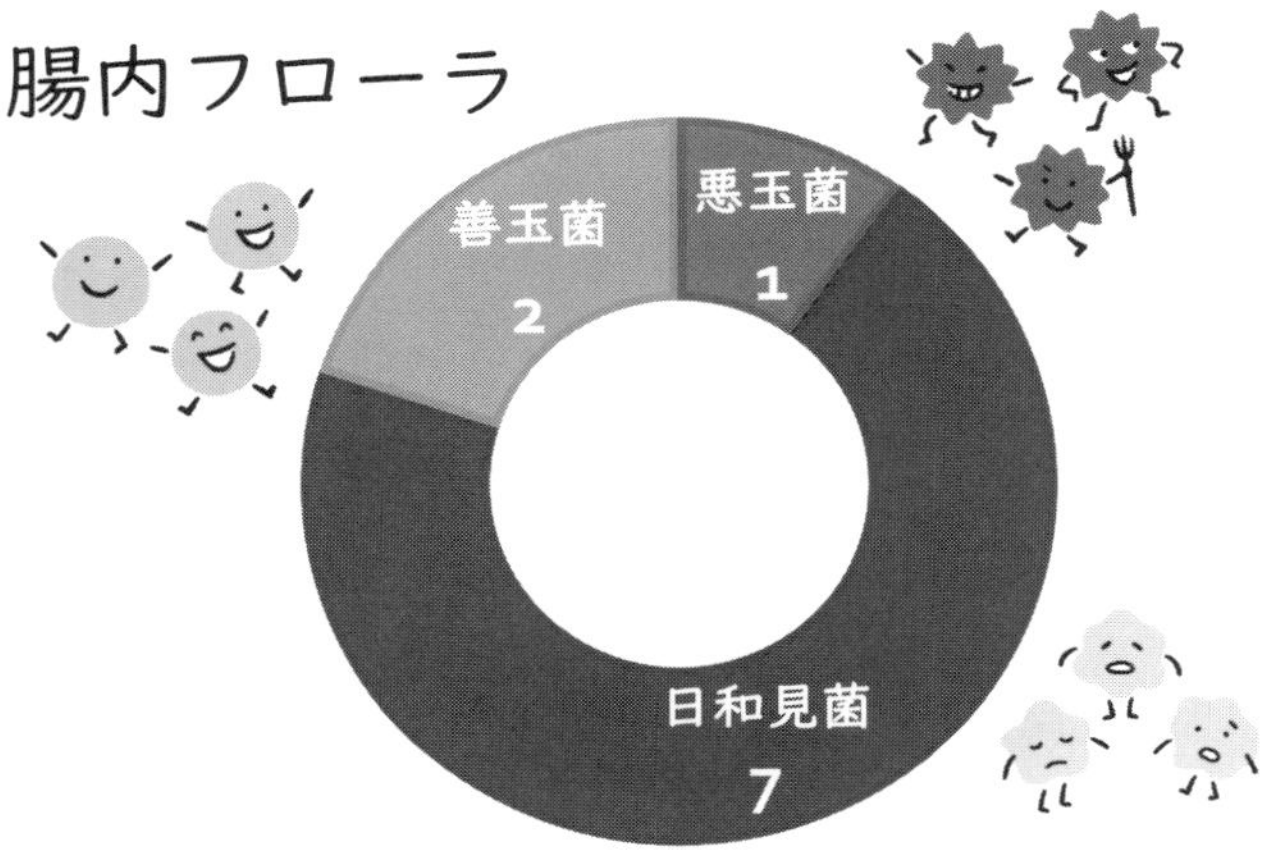

善玉菌を少し活性化すると
日和見菌を仲間にできる

ま放っておくと、イライラやストレス、アレルギーや睡眠障害、うつ病などの症状を引き起こしてしまうことがあります。これには40ページで説明する「脳腸相関」が関係しています。

野菜350gをとって腸活をしよう

３５０ｇ以上の野菜をとることは、厚生労働省の推進目標になっています。慢性炎症を抑える、そして血圧を下げる、腸内環境をよくするための大切な指標です。これをチェックするためにカゴメとドイツの企業が共同開発した「ベジチェック®」がとても便利です。野菜の中のカロチノイドが皮ふにどの

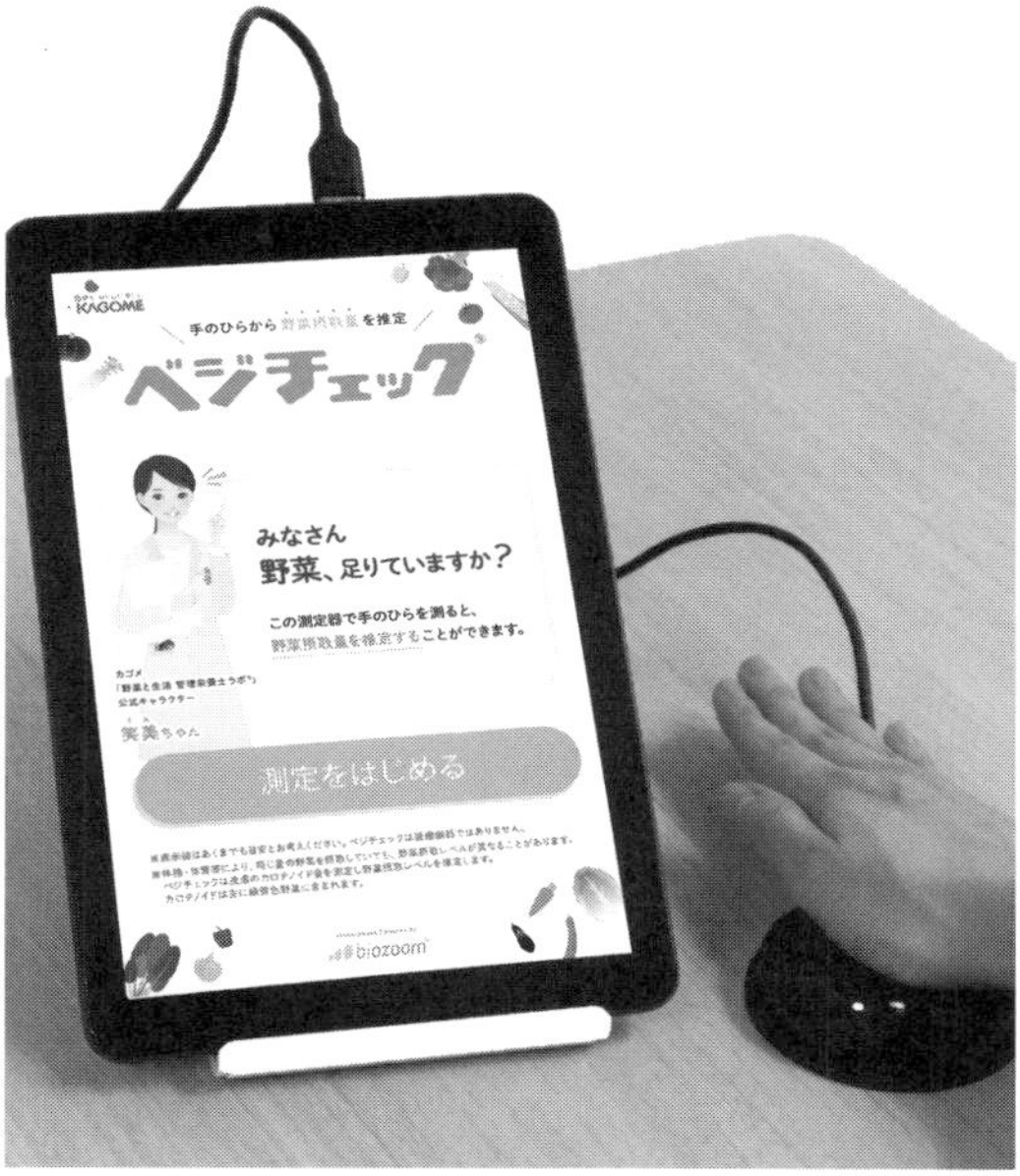

ぼくが主宰している佐賀県の「鎌田塾」では「ベジチェック」を利用して野菜摂取量を増加させ、女性は健康寿命日本一になりました。ぼくの住む長野県茅野市でも、これを利用できるよう準備しています。

くらい残っているかで野菜の摂取量を推定します。0～12までの目盛りの7以上であれば350g以上の野菜をとれていると考えられます。ぼくは、これまでの数回のチェックで、いつも11以上です。

発酵食品を毎日の食卓にプラスしよう

日和見菌を味方につけて腸内の環境をよくするためには、善玉菌を増やす働きのある発酵食品を毎日とることが大切です。

簡単に手に入るものでおススメは納豆とヨーグルトです。毎回同じものばかりではなく、「多種」「多様」「多産地」

※ベジチェック®はカゴメ株式会社の登録商標です。

がよいという研究結果があります。いろんな種類で産地も違うものを選びましょう。

たとえばぼくは、北海道本別町のやまぐち発酵食品の納豆が好きで取り寄せをしていますが、多産地にするために水戸納豆を食べたりスーパーなどで違う土地のものを買ったりするように心がけています。おかげでバナナうんちのことが多いですが、日によって違うのは当たり前。あまり一喜一憂する必要はありません。ただし、色が黄色かどうかは確認しましょう。黒っぽいのが続く場合は小さな潰瘍やポリープの心配があります。

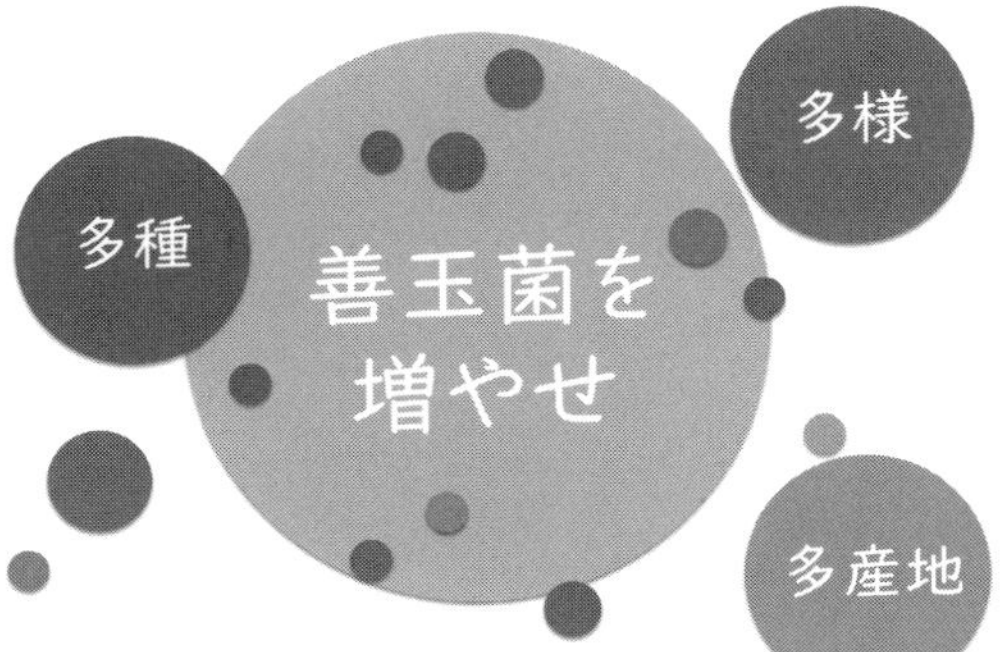

多種・多様・多産地の善玉菌を採ろう
（オックスフォード大学）

A

多種・多様・多産地の発酵食品と野菜、キノコ、海藻を食べて腸内環境の改善・キープに努めましょう。

Q９「腸活」はなぜ必要なのですか？

腸は脳に影響を与えている

腸の働きは、栄養を消化・吸収し不要なものを排泄するだけではありません。腸には免疫機能の７割が集まっていて、体内に侵入してきた病原菌などから体を守る働きをしています。脳には１５０億個の神経細胞があると言われていますが、腸にも１億個の神経細胞があります。腸の神経細胞は独自のネットワークをつくっていて、自律神経を介して脳に影響を与えています。そのため、ストレスや不安、極度の緊張があると腸の調子が悪くなり男性は主に下痢に、女性は便秘になりがちです。

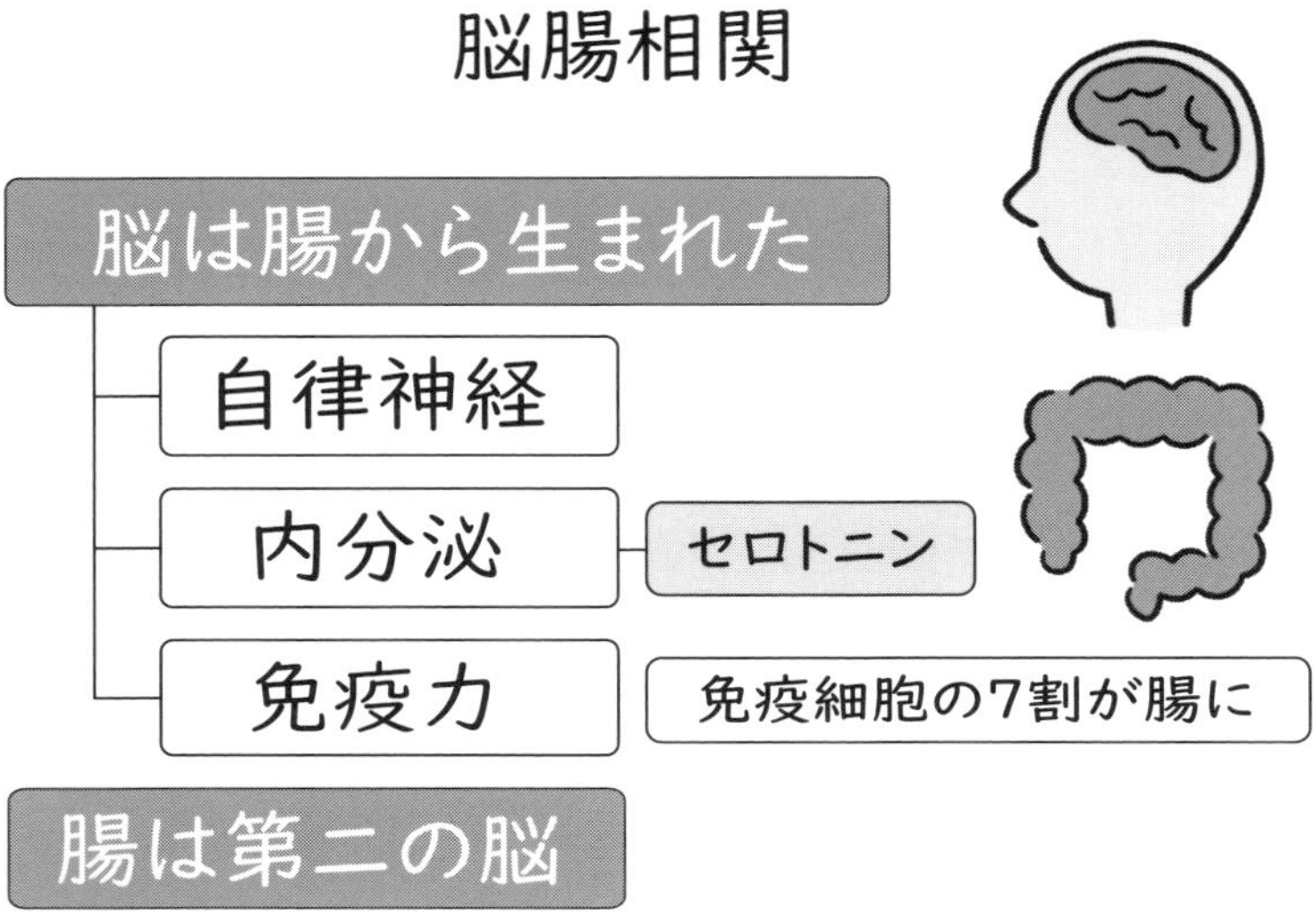
脳腸相関
脳は腸から生まれた
自律神経
内分泌
セロトニン
免疫力
免疫細胞の7割が腸に
腸は第二の脳

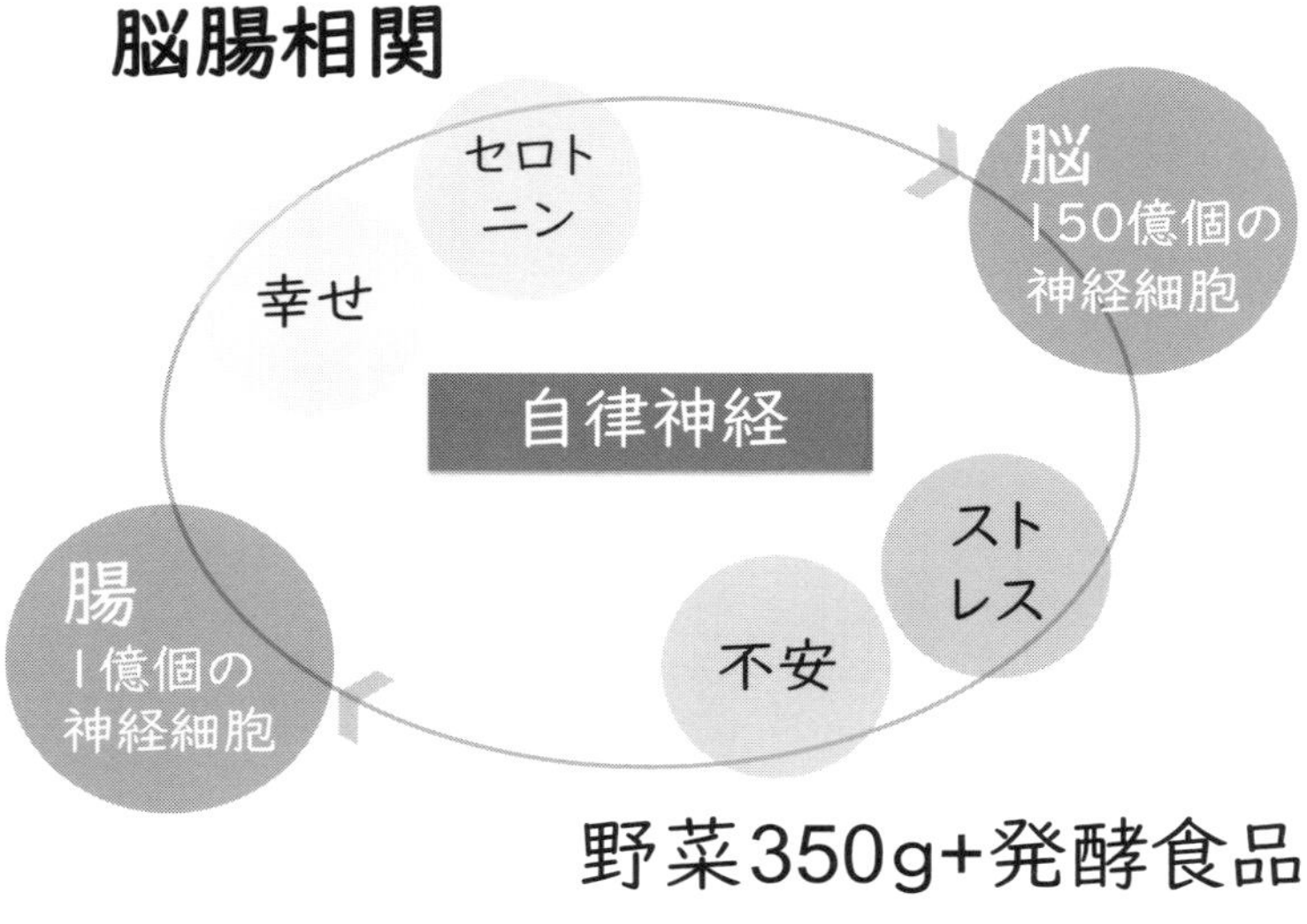
脳腸相関
セロトニン
幸せ
脳
150億個の
神経細胞
自律神経
ストレス
不安
腸
1億個の
神経細胞
野菜350g+発酵食品

腸が元気だと幸せを感じる

反対に腸の調子がいいときは、なんとなく気分がよくなります。これは、幸せホルモンのセロトニンの多くが腸でつくられるからです。腸が元気だと幸せを感じるというわけです。

こうした脳と腸のかかわりを「脳腸相関」と呼びます。

人類を含む生命の進化をひもとくと、原始的な細胞は、栄養をとって、それをエネルギーに変えて、排せつすることで生命を維持していることがわかります。つまり、原始的な生物には腸はあるけれど、脳はない。その後、進化の過程で腸から脳ができたのだと考えると、脳のお母さんは、腸。腸と脳の関係の深さ・密接さから、腸は「第二の脳」とも言えます。

脳が感じるイライラやストレス、睡眠不足や疲れなどは、そのまま腸にも悪い影響を与えます。

病気にかかりにくくなるための3つの約束

腸内環境をよくして免疫力を高めて病気にかかりにくい体をつくりましょう。そのためには、①太陽にあたる②朝食を食べる③体を温めるという3つを心がけるといいでしょう。③のおすすめは、ぬるいお風呂に20分間ほどつかること。腹巻きもおススメです。そして、軽い運動です（69ページで紹介しています）。

腸活で美肌と免疫力アップ

腸活をすると、①便秘や下痢が改善されます②免疫力が上がり、風邪をひきにくくなります③肌の調子がよくなります④大腸がんのリスクが低下します。さらに、⑤肩こりや慢性的な頭痛が改善するという効果もあります。⑥腸内環境がよいと運動能力が上がるというデータもあります。難治性の潰瘍性大腸炎の治療に、内視鏡を使って腸内環境のいい人の糞便を移植するなども実験的に行われ始めています。ふだんから腸内環境をよくしておくのはとても大事なことです。

A

腸の調子を整えることで免疫機能が上がるだけでなく幸せな気持ちにもなり、睡眠力が増し元気になります。

Q 10 メリハリのない毎日、元気が出ません。

朝ごはんが体のリズムを整えてくれる

体のリズムと地球のリズムに「ズレ」があることをご存じでしょうか。地球は24時間で一周しますが、人の体のリズムは、約24時間30分から25時間くらいの周期で回っています。この時差は、ほうっておくと少しずつたまっていってリズムを崩す原因になります。

この体内時計（サーカディアンリズム）をリセットしてくれるのが、朝ごはんです。

「朝ごはん抜きダイエット」はダメ！

朝ごはんを抜くと一日の総カロリーが減るので痩せられそうに感じますが、逆効果。代謝機能がよくない体になって、ほんの少し食べ過ぎただけで太る体をつくってしまいます。

A

朝ごはんが大事。「朝タン」を習慣化しよう！
元気が出ないときは肉を食べるのもおススメです。

免疫力アップ

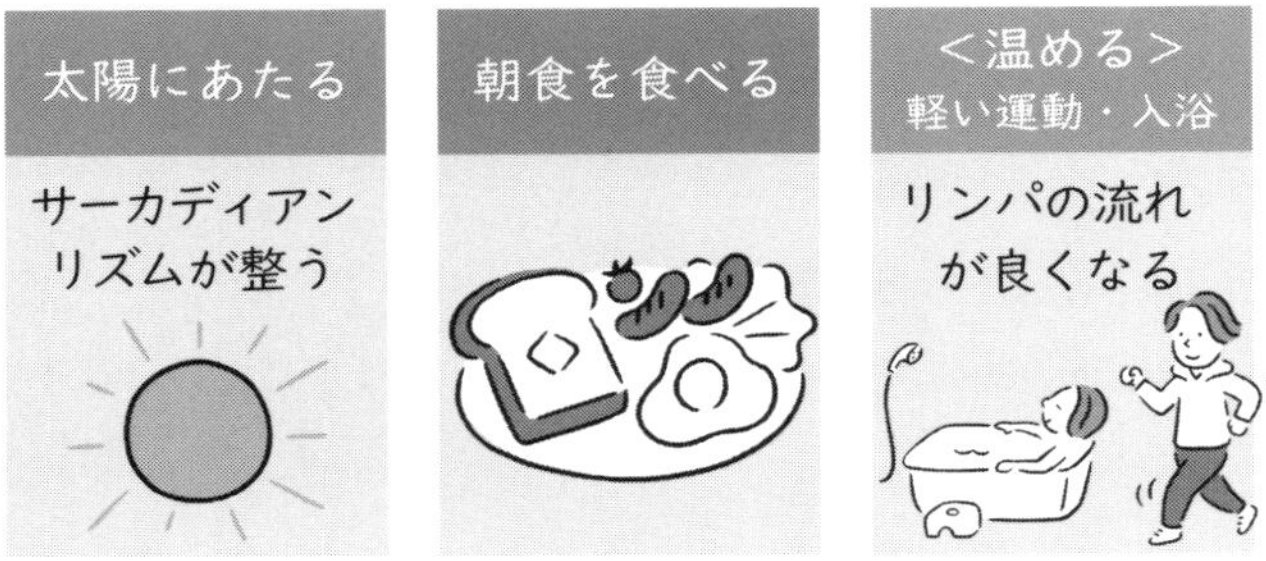

「朝タン」を守ろう

心配なのが「痩せメタボ」(隠れ肥満)です。朝食を抜いて筋活などの運動をしないでいると、見かけはかっこいいのに、筋肉が脂肪に置き換わってメタボと同じような状態になってしまいます。そのままほうっておくと高血圧や高血糖値の原因となります。

朝にエネルギーをとると、一日の活動で上手にエネルギーを消費するよい循環をつくれる体になります。筋肉をつくるためには3食「タン活」が必要。まずは朝ごはんでたんぱく質をしっかり食べることからスタートしたいですね。

Q 11 ポリープが見つかり、大腸がんが怖いです。がんを遠ざけるには？

軽い運動が大腸がんリスクを減らす

運動することによって大腸がんの再発リスクが減ることを、アメリカのがん協会が発表しました。1日6時間以上座って過ごすと、がんの再発により死亡率が高くなるということです。反対に、座りっぱなしではなく活動的に過ごすことで死亡率を低くすることができます。激しい運動の必要はありません。1日20分程度の軽いウォーキングで十分です。

なぜ軽い運動が大腸がんのリスクを軽減してくれるのか。それは、腸と筋肉は「筋腸相関」の関係にあり、筋肉を動かすことが腸によい作用を及ぼすからです。

大腸がん患者が生き抜くために

身体活動時間が長い →　死亡率 低

座って過ごす時間が長い →　死亡率 高

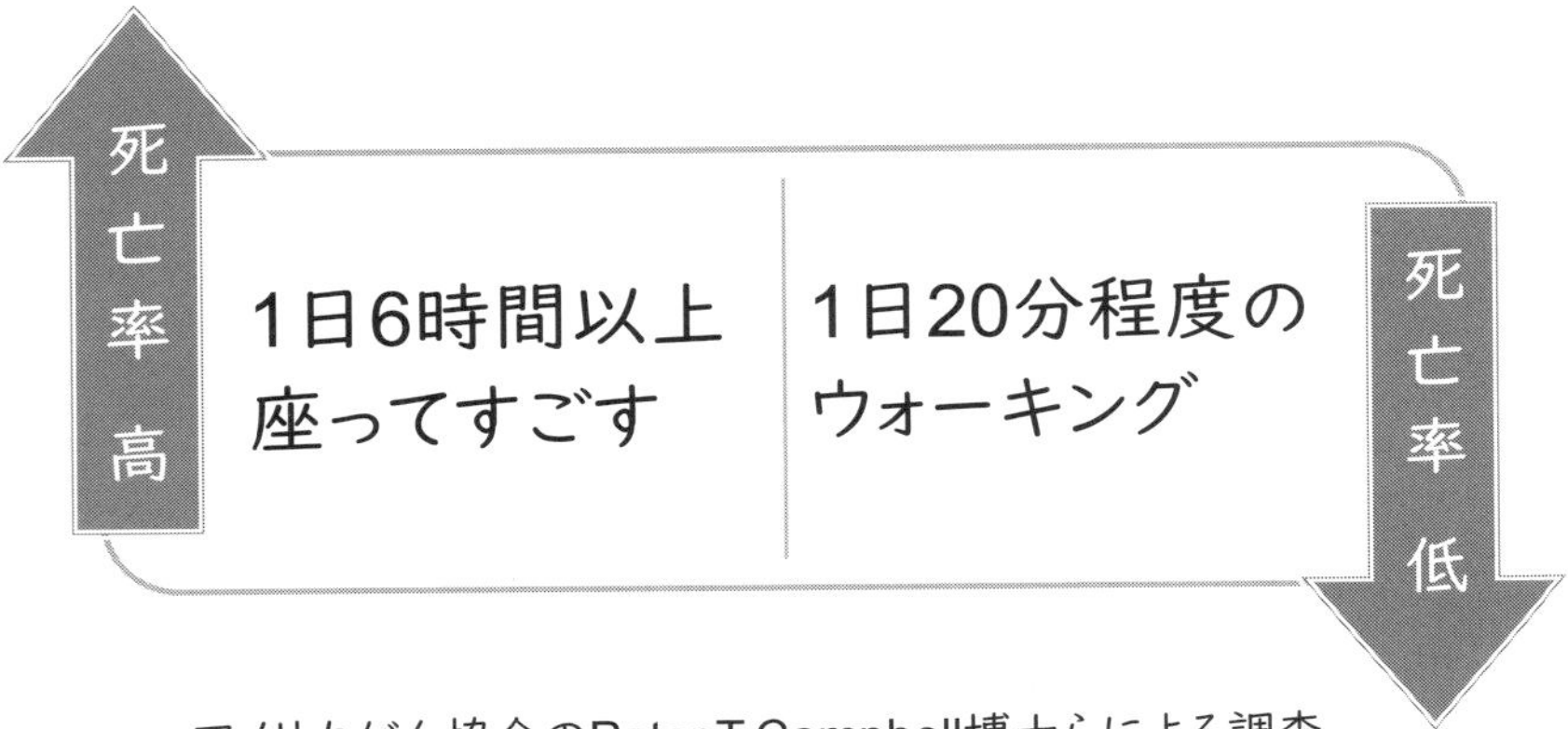

アメリカがん協会のPeter T Campbell博士らによる調査
（2013年 Journal of clinical oncology誌に掲載）

腸内環境改善のために

腸には、細菌などが腸から侵入するのを防ぐバリアがあります。このバリアは、脂肪分の多い食事が続くと壊れやすくなり、そこから慢性炎症を起こす細菌が入り込み血管を通って筋肉にまで伝わって、筋肉の動きを悪くします。逆に、筋肉の動きをよくすれば、腸のバリアを回復させることができます。

もちろん、腸にいい二大食物、発酵食品と食物繊維を忘れてはいけません。

激しい運動は免疫力を下げる

次ページの図にあるように、激しい運動はむしろ免疫力を低下させることがわかり

腸内環境改善

腸にいい食物

- 繊維の多いもの
  野菜、きのこ、蒟蒻、海藻
- 発酵食品
  納豆、チーズ、ヨーグルト

ときどき大事

副交感神経

- ゆっくりした音楽
- ゆったりした時間
- ぬるめのお風呂

運動と免疫

適度な運動

感染症やがんになりにくくなる

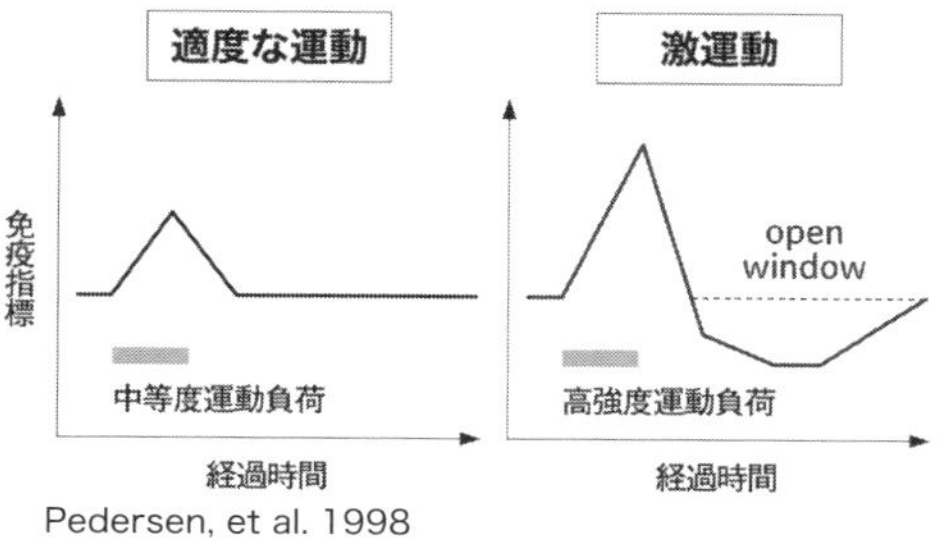

Pedersen, et al. 1998

激しい運動をすると、免疫指標が明らかに低下していることがわかり、適度な運動をしていると、免疫機能が上がっていることがわかります。

激しい運動

免疫機能が抑制される

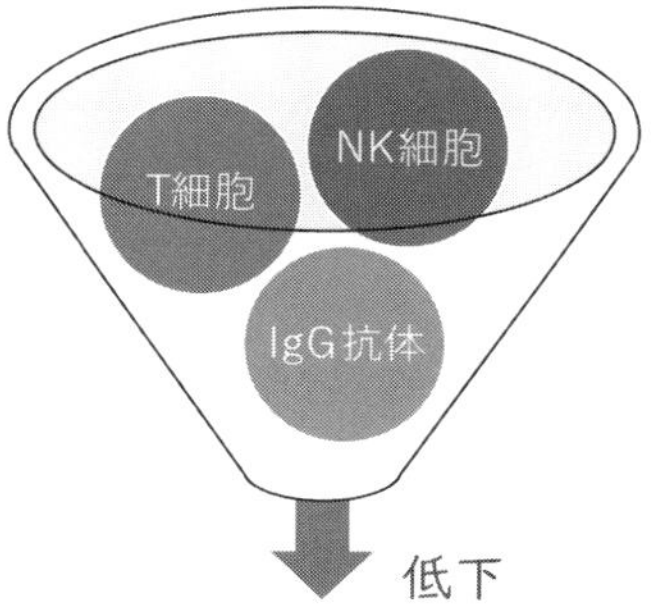

NK細胞は、がん細胞と闘ってくれ、T細胞やIgG抗体は感染の予防をしてくれます。

坂田明
「ひまわり」

このCDはJCF（日本チェルノブイリ連帯基金）で発売され、4万枚を超えるジャズレコードの大ヒット作になりました。興味のある方は、ぜひ、JCFにお問い合わせください。
電話 0263-46-4218

ます。がんばって無茶な運動をする必要はありません。ウオーキングや軽い筋活で大丈夫なのです。

ゆったりとした音楽も効果的

それに加えて、ゆっくり過ごす時間を持つようにするといいでしょう。ゆっくりしたお気に入りの音楽を聴くのはおススメです。ちなみにぼくは坂田明のサックス演奏による「ひまわり」（同名映画のテーマ曲）が大好き。ぼくがプロデュースをしたＣＤ「ひまわり」にはこの他にも「見上げてごらん夜の星を」「遠くへ行きたい」など、あたたかくて優しい曲が入っています。心がほっとして副交感神経が刺激され、腸内環境がよくなっていきます。

A

軽い運動を習慣づける。そしてリラックスタイムをゆったり楽しみましょう。

Q 12 鎌田流「がんにならない生活」を教えてください。

7つのポイントで「がん」を遠ざける

ＢＭＩ（24ページ参照）が23〜25のグループと比較して、19未満の痩せているグループのがんの発生率は30％高くなっています。ＢＭＩ26くらいまでの「ちょい太」の方ががんになりにくいということです。

塩分は胃がんを多くするので、できれば減塩を。がんになっていく引き金に慢性炎症が関係しているので、抗酸化力のある野菜を日常的にしっかり食べることが大事です。免疫力を高めるためには腸内環境をよくする必要がありますが、そのためには食事に気をつけるだけでなく、希望を持ったり笑ったりすることが大事です。

がんに少しでもなりにくくするには、かかと落としやスクワットなどの筋活も必要です。

A

7つのポイントをしっかり理解して、毎日実践！
野菜・運動・腸内環境がキーワード

鎌田流「がん」にならない生活のための7つのポイント

①ちょい太でもいい

②減塩（胃がん対策）

③抗酸化力（野菜）

④免疫力（笑う・希望をもつ・腸内環境改善）

⑤スクワット・かかと落とし等（運動）

⑥禁煙

⑦適度なアルコール量（日本酒なら２合まで）

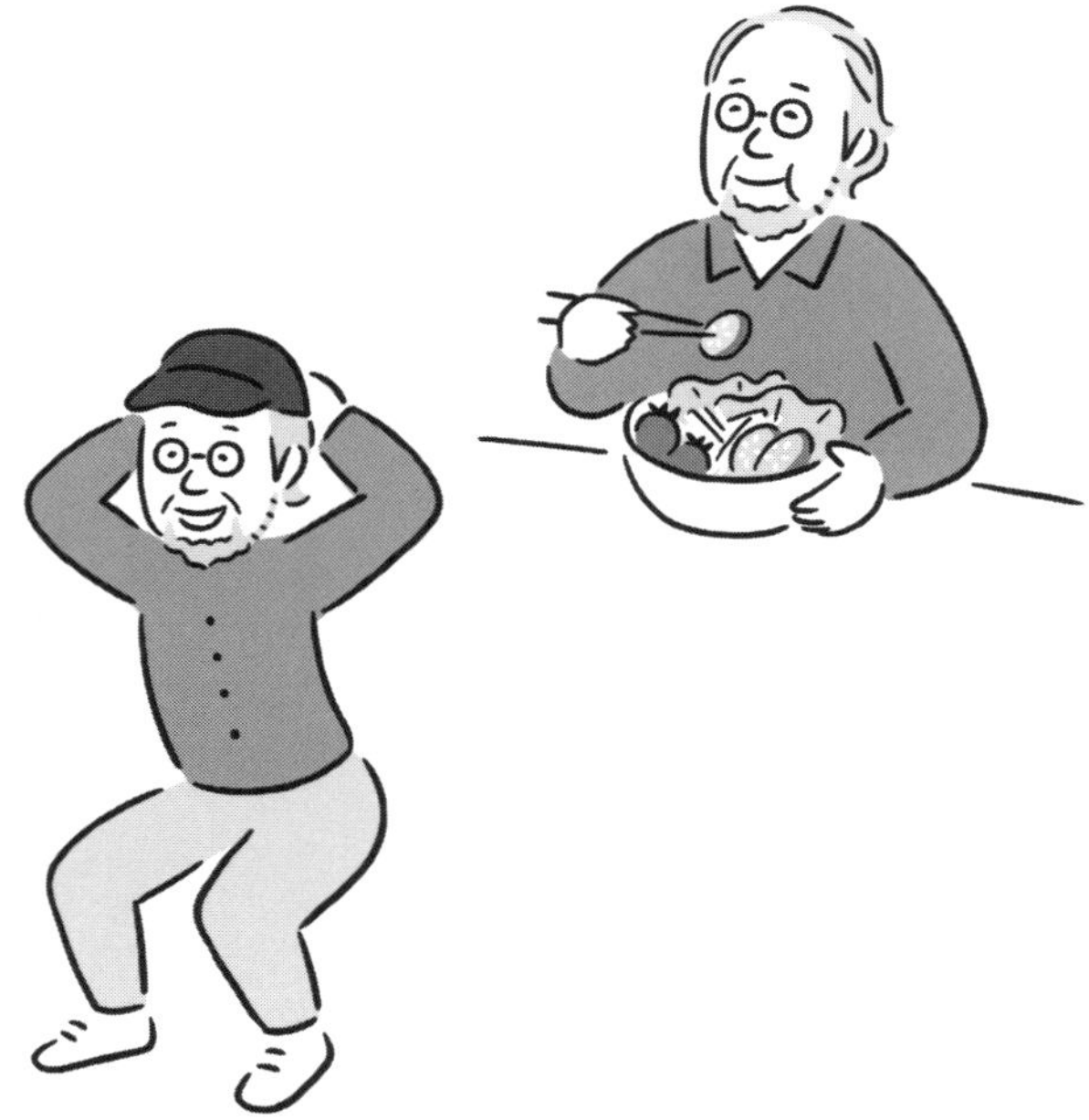

Q13 老化は、どこから始まるのでしょう？

人は血管から老いる

① 動脈硬化、高血圧
② 心臓病、脳梗塞
③ 認知症
④ シミ、しわ、むくみ、冷え

➡以上の多くは血管の老化が原因です

血管の長さは、なんと地球をぐるり2周半！

「人は血管から老いる」と言われています。血管は、体中隅々にまで張り巡らされていて、酸素や栄養を運び、老廃物を回収するという大切な役割を担っています。血管の長さを合計すると約10万キロ、地球2周半にもなります。

加齢による血管の老化によって起こる症状としてよく知られているのが動脈硬化や高血圧です。脳卒中や心筋梗塞を引き起こす原因になり、時には命にかかわることもあります。

血管トラブルは死亡リスクを高める

２０１８年の日本の死亡原因を調べると、心臓病が15・３％、脳血管疾患が７・９％、両方を足すと23・２％で、約４人に一人が循環器病で亡くなっています。血管をいつまでも若々しくしておくことで、死亡リスクを大幅に減らせます。死亡原因になるのは太い血管のトラブルですが、細い血管（毛細血管）にトラブルが起きると老化に密接に関係します。

血管のうち９割が毛細血管です。毛細血管は細いので加齢によって４割も血流が減少し、ゴースト化というトラブルを起こします。血液の流れが滞って、血管が幽霊（ゴースト）のように消えてしまって、小さな脳梗塞や認知症のリスクが高まります。また、冷えやむくみ、肩こり、便秘が起こるなど生活の質（クオリティ・オブ・ライフ）が低下したり、しわやたるみなどの原因になったりします。

手足の皮ふの下にある毛細血管だけではありません。腎臓の糸球体は毛細血管でできており、それがゴースト化すると腎機能が不全となり、病状が進行すると透析が必要となります。血液脳関門の毛細血管がゴースト化するとアミロイドβ《ベータ》の回収が悪くなり、認知症

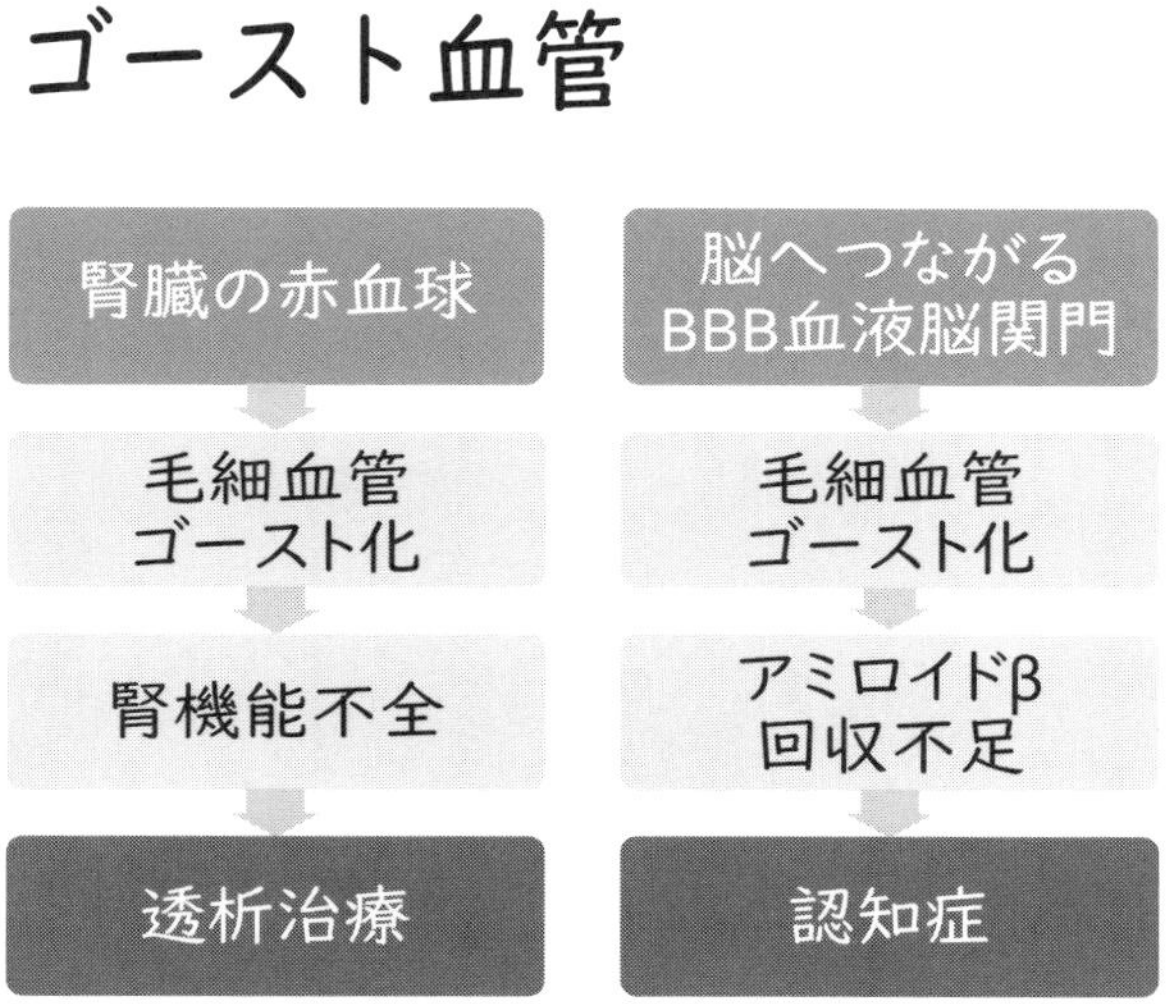

のリスクが高まります。

腹式呼吸で血管の老化をストップ

血管を老化させないためには、副交感神経を刺激するストレッチや腹式呼吸が効果的です。肺の下には横隔膜という筋肉があります。この周りに副交感神経が密集しているので、肺を上下に動かすことで副交感神経が刺激されます。

「①お腹をふくらませて3秒で息を吸い込む　②7秒かけて息を吐きだす」というのをやってみてください。慣れてきたら順番を逆にして「①7秒かけて息を吐きだす」から始めるとさらに効果があります。背中に残っている空気や肺のいち

A

人は血管から年をとっていきます。それを防ぐのは腹式呼吸。正しいやり方をマスターしましょう。

副交感神経を刺激する

腹式呼吸

1日　1セット5回×2

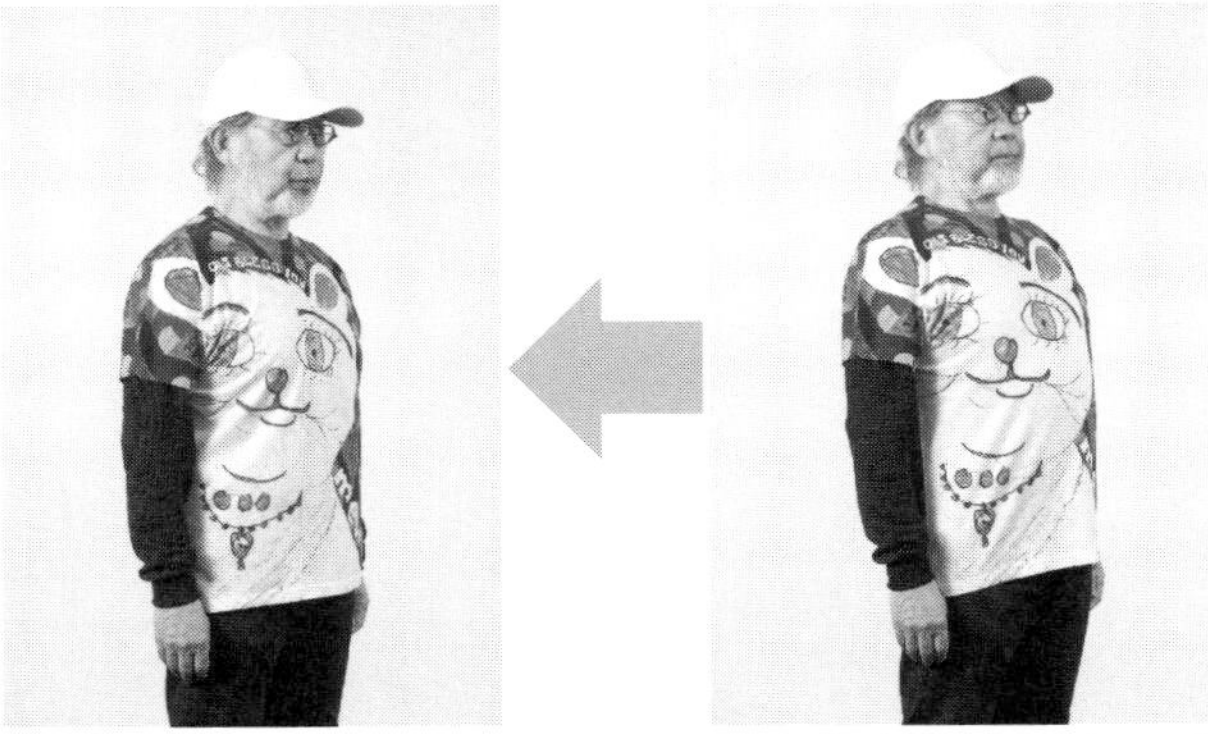

お腹を膨らませながら3秒鼻から吸う

お腹を凹ませながら7秒吐く

慣れてきたら順番を逆（吐いてから→吸う）にすると、さらに効果アップ！

ばん底の空気も全部押し出すつもりで行います。呼吸では「吐く」方が大事。うまく吐ききることができると、次の3秒で大きく息を吸い込むことができます。腹式呼吸によって副交感神経が刺激されて、血管が拡張し、循環がよくなります。

　腹式呼吸はストレスや緊張で脈拍や血圧が上昇している時、両方を落ち着かせてくれます。寝る前に行うと、いい睡眠を導入することができます。

Q 14 病院の検査では「特に異常なし」。でも、体調がいまひとつです。

血管力を強くするのは一日３５０グラムの野菜

血管の老化は、全身の老いと密接な関係があります。血管力を上げて、血管を若々しく保つことで老いによる不調を取り除くことができます。動脈硬化というのは、一種の「血管の酸化」です。つまり、血管が錆びついてきたということです。

血管力を強くするために大切なことが二つあります。一つは、毎日野菜をしっかり食べること。一日３５０グラム以上が目安です。抗酸化力のある緑黄色野菜をたっぷり食べること。血圧を上げないように、塩分のとり過ぎにも注意しましょう。

もう一つは、一酸化窒素です。１９９８年度のノーベル賞医学生理学賞は、血管を拡張する一酸化窒素の役割を突き止めたアメリカの３人の科学者が受賞しました。一酸化窒素は大気汚染などの有害物質というイメージがありますが、体内では血管を柔らかく広げてくれるという重要な働きをしています。

体内の一酸化窒素は、軽い運動とウォーキングで増やすことができます。

血管力の強化

野菜	一酸化窒素（No）
抗酸化力	血管を柔らかく拡張

軽い運動

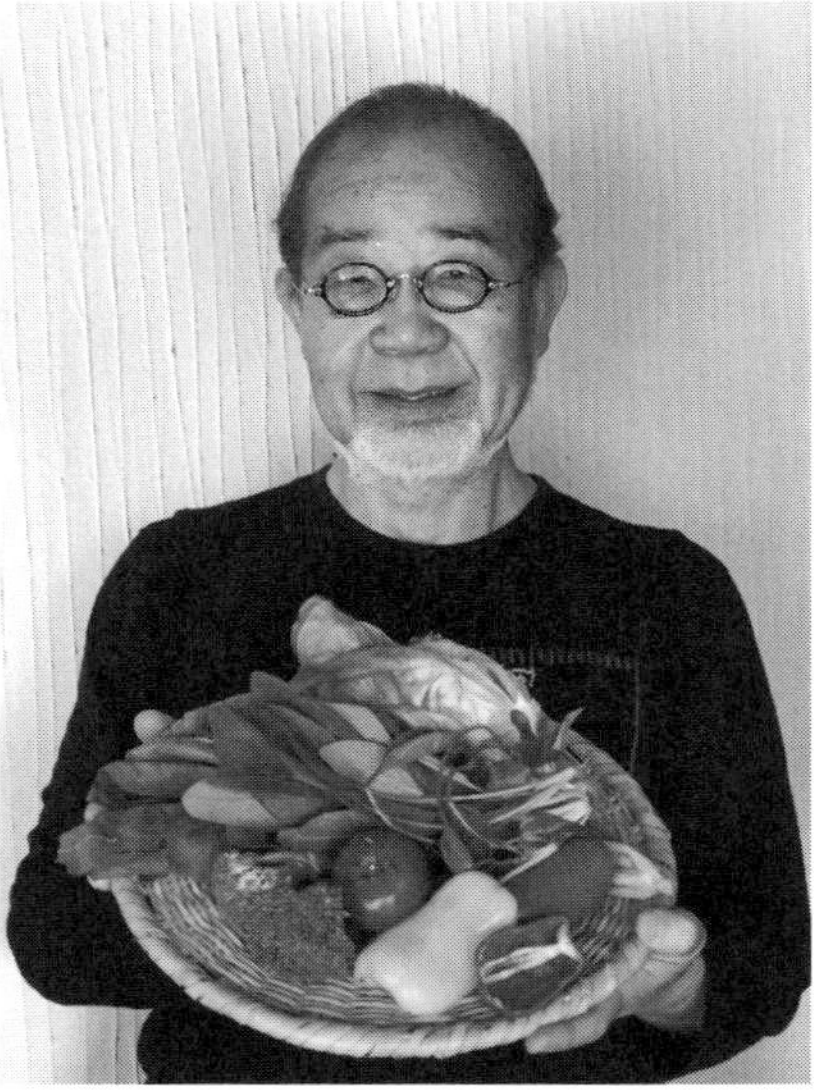

一日 350g の野菜を

Q14

鎌田流かかと落とし

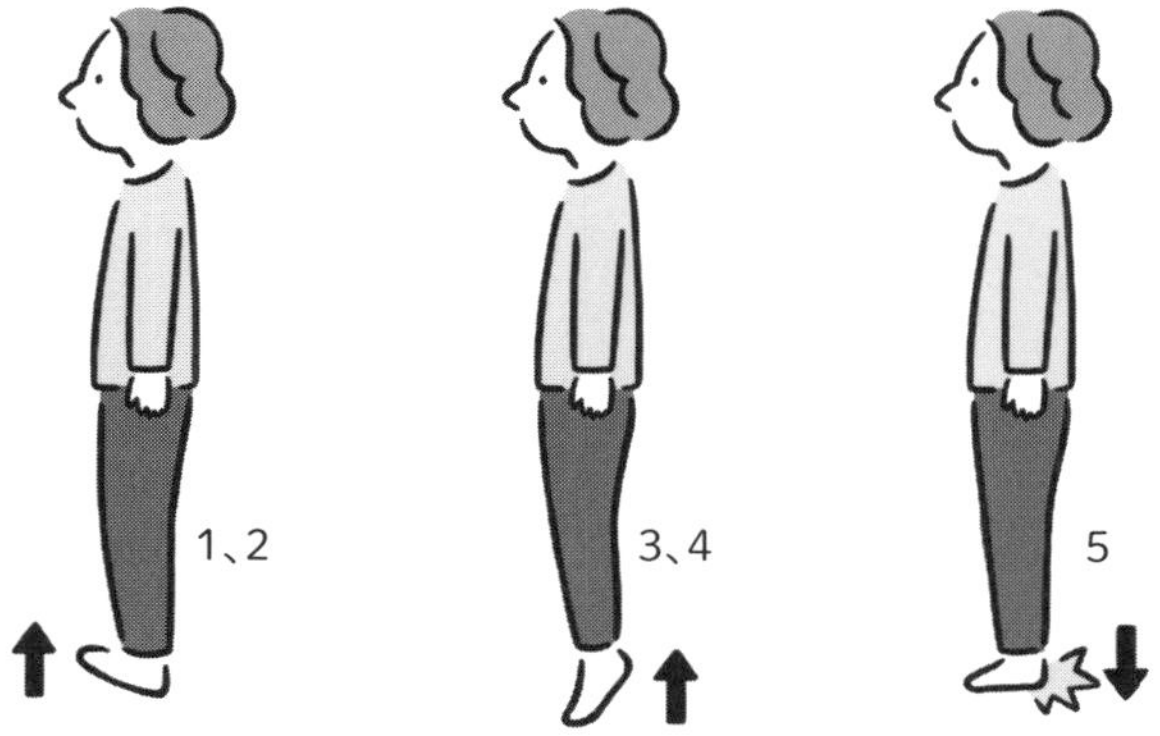

つま先上げ　かかと上げ　ドンと落とす

「かかと落とし」「スクワット」と「1分間ジャンプ」

以前「サワコの朝」（TBS系列）で阿川佐和子さんにも指導した「かかと落とし」「スクワット」をぜひやってみてください。第二の心臓と呼ばれるふくらはぎを刺激し、血液の循環をよくしてくれます。

1分間ジャンプもおススメです。その場で、ほんの少し（2、3センチ程度）飛び上がるだけです。よろけてしまうなど、バランスが不安な人は壁につかまりながら、まずは30秒間やってみましょう。血管年齢を若く保つことができれば、いくつになっても若々しく、元気に過ごすことができます。

A

鎌田式かかと落としやスクワット、ジャンプと野菜の抗酸化力で「血管力」を上げましょう。

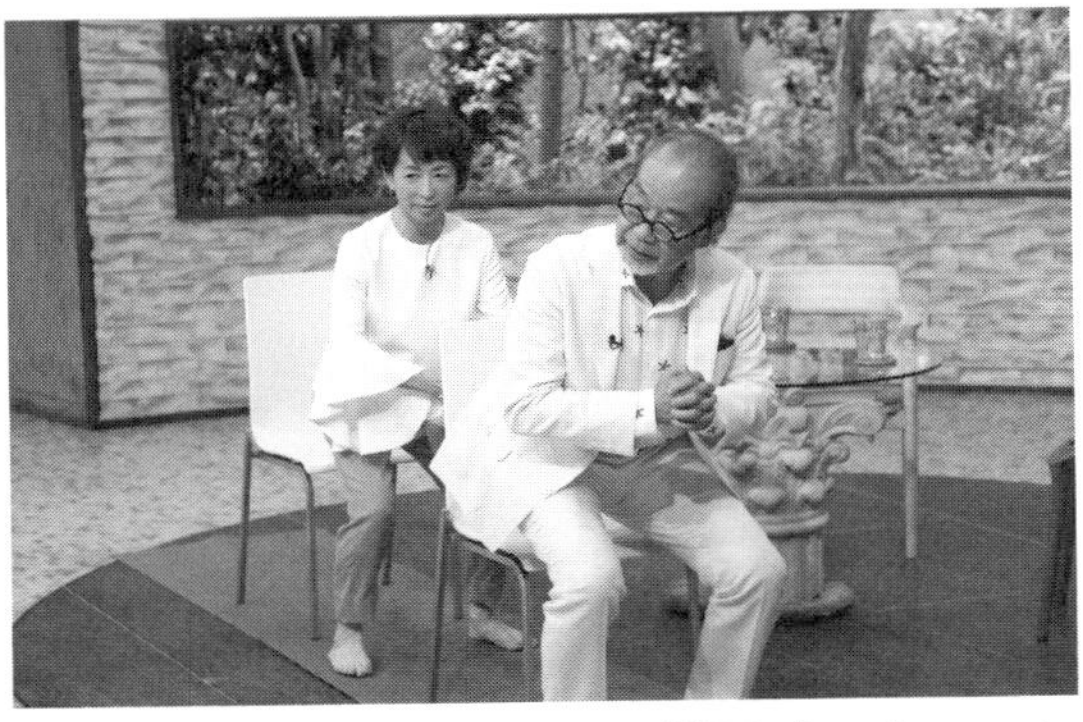

鎌田式スクワット

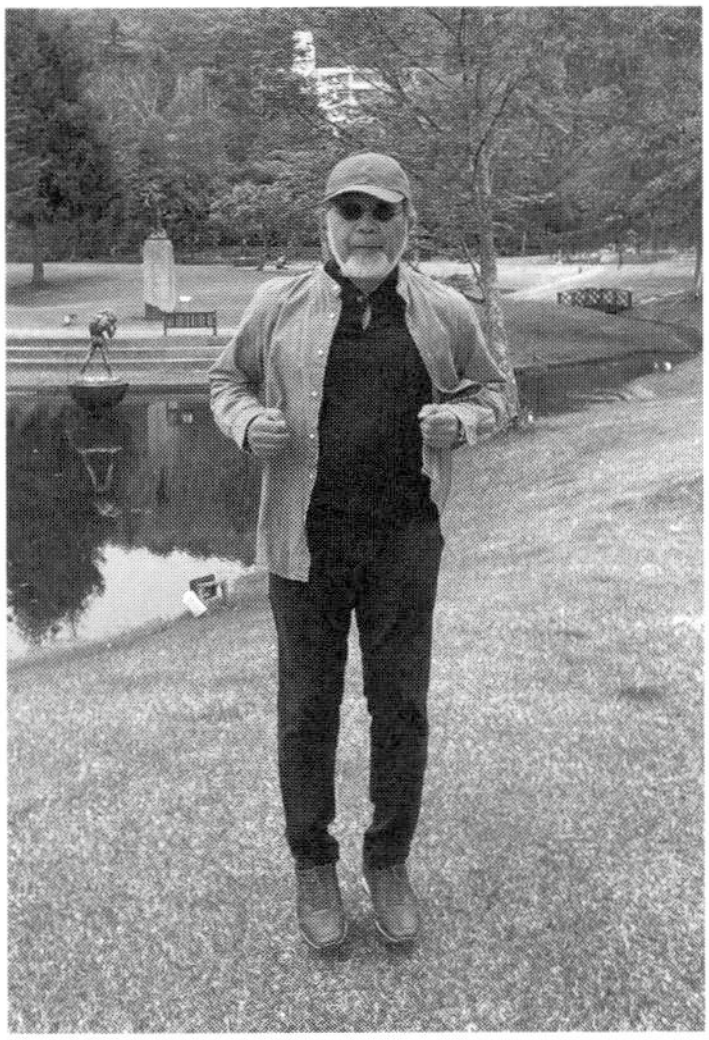

1分間ジャンプ！

Q 15 「動脈硬化があるかどうか」を手軽に調べる方法はありますか？

太い血管の動脈硬化が分かる

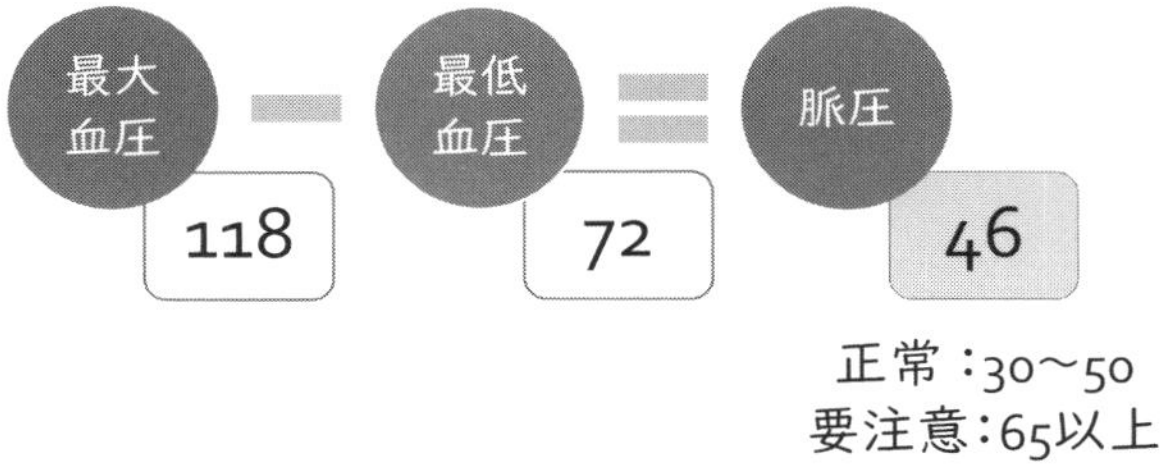

（数字はぼくの血圧です。正常範囲です）

太い血管の動脈硬化を確かめる方法

血管の「老化」の状態を手軽に調べる方法をご紹介します。

まずは太い血管の動脈硬化が進んでいないかどうかを確認しましょう。上の図にあるように、「最大血圧」から「最低血圧」を引き算してください。その答えの数字が「脈圧」です。30〜50の間であれば正常、安心して大丈夫。

もしも65を超えている場合は、要注意！　ぼくは胸のレントゲンを撮って動脈に石灰化がないかどうかを調べたり、頸動脈《けいどうみゃく》の超音波検査をして脳に行く太い血管の動脈硬化がないかを調べたりしています。

毛細血管のゴースト化を確かめる方法

次に毛細血管のゴースト化についてもチェックしましょう。先ほど出した「脈圧」の数字を3で割って、「最低血圧」を足し算します。その答えが「平均血圧」で、この数値が100を超えると注意が必要です。

図のような計算方法で平均血圧を計算するとぼくの数値は87、毛細血管も今のところ目立った老化はないようです。ぜひみなさんもやってみてください。

細動脈と毛細血管の動脈硬化とゴースト化

平均血圧が100を超えると要注意

$$\frac{\text{脈圧}}{3} + \text{最低血圧} = \text{平均血圧}$$

$$\frac{46}{3} + 72 \fallingdotseq 87$$

（ぼくの数値から平均血圧を出しました）

A

脈圧が50以上になったら動脈硬化が始まったと考えて、「野菜と運動」。これで脳卒中や心筋梗塞のリスクが減ります。

Q 16 「運動した方がいい」というのは、「何」のため？

運動不足はさまざまな病気の原因になる

これまでの研究により、認知機能障害や認知症の発症と運動不足が関連していることが明らかになっています。また、高血圧や糖尿病、高コレステロール血症、肥満やうつなども認知症発症リスクの増大と関連していると言われますが、運動不足はこれらの原因の一つでもあります。

運動にはウォーキングを中心とした有酸素運動とレジスタント運動という「筋活」の2種類があり、両方を行うことが大切です。いきなり激しい運動を始める必要はありません。目安は、今の生活にまずは「プラス3分」。有酸素運動の鎌田式「お手抜き速遅あるき」がおススメです（28ページ参照）。1日に15分できたら最高です。

MCI（軽度認知障害）を正常化
認知症予防に効果的

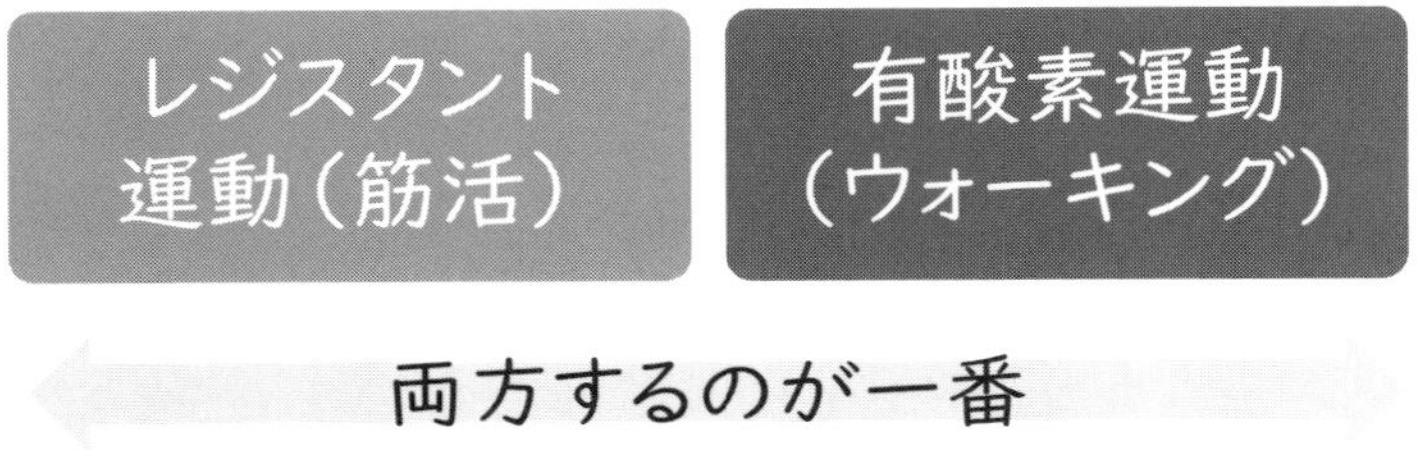

運動すると幸せな気持ちになれる

40ページでも紹介しましたが「筋腸相関」という言葉をつくりました。筋肉と腸はつながっているのです。筋肉を動かすと腸の動きがよくなり、「脳腸相関」によって脳の感じるストレスが減り認知症を予防します。また、腸でのセロトニン（幸せホルモン）の分泌が活発になるので幸せを感じるようになります。つまり、運動すると幸せもやってくるのです。

「なにくそ」ホルモンで壁を越えよう

運動すると筋肉作動性物質マイオカインが分泌され、若返りを図ってくれます。さらに、テストステロンというチャレンジングホルモンが出てきてくれるので、人生の壁に向かって「なにくそ！」と突破していくこともできるのです。女性も1/10くらいですが、チャレンジングホルモンが出ています。起業して成功している女性社長は、きっとこのホルモンが旺盛なのだと思います。

運動が新しい生き方を連れてきてくれます。

運動して筋活ができると90の壁を ピンピンひらりと越せる

鎌田式健康法の最大の目標は、90歳になっても認知症にならず、寝たきりにならず、最後の日までやりたいことがやれて自分らしく生き切ること。その目標達成のためにはウォーキングと筋活とタン活が大事なのです。

A

活動的な人は認知症になりにくい。90歳の壁をピンピン元気に越えるためには筋活が必要！

Q 17 遺伝的に認知症リスクが高いと言われてとても不安です。何か解決策はありますか。

遺伝を気にするよりも悪い習慣を断ち切ろう

遺伝子研究の進展に伴って病気の早期発見や予防がある程度可能になりましたが、その結果を逃れられない宿命のようにとらえて、絶望や差別を生む可能性があることを、ぼくは心配しています。

遺伝子は、必ずしも絶対ではありません。たとえばがん遺伝子を持っていても、メチル化されていれば働かないことを信州大学の谷口《たにぐち》俊一郎《しゅんいちろう》教授（分子腫瘍学）から教えていただきました。このメチル化を抑制するのは過度のストレスや過食、喫煙、運動不足です。つまり、これらの悪い習慣ががん遺伝子を目覚めさせてしまうのです。

Q17

健康的な生活習慣が
認知症を遠ざける

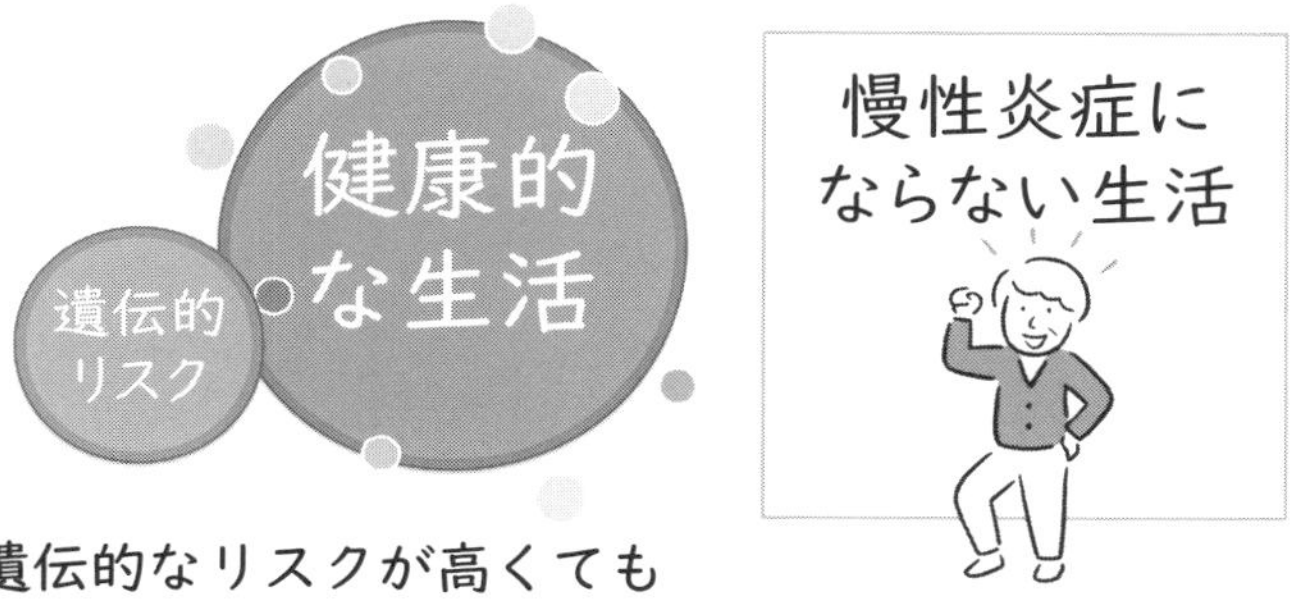

遺伝的なリスクが高くても
健康的な生活を送ることで、認知症発症リスクは低下

英国エクセター大学

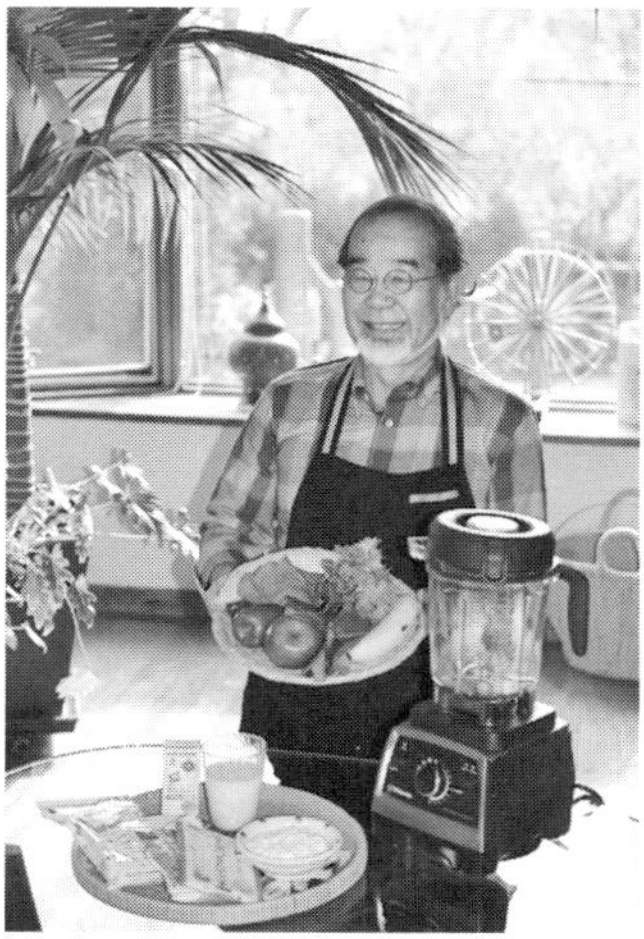

野菜ジュースを作っているところです。
野菜の中にヨーグルトか牛乳を入れ、えごま油を少量入れることが多いです。
野菜ジュースをコップ一杯飲むと、約220gの野菜を摂取したことになります。
あと130gは煮物やサラダで食べるようにしています。

心を活発に動かそう

認知症についても同様です。仕事や運動、芸術活動などの精神的活動を積極的に行っている女性は認知症発症リスクが34％低いことがわかっています。

慢性炎症を起こさないことが大事

認知症遺伝子があっても、最後の引き金である慢性炎症を起こさなければ発症しません。抗酸化力のある緑黄色野菜をしっかり食べて運動することで慢性炎症を防ぐことが大切です（94ページ参照）。

そして、心をいつも明るく活発に。

A

いきいき健康的な生活習慣がリスクを低下させます。
遺伝子に支配されない生き方をしよう。

Q18 認知症を防ぐために食べた方がいいものは？

コリンの摂取が認知症を予防する

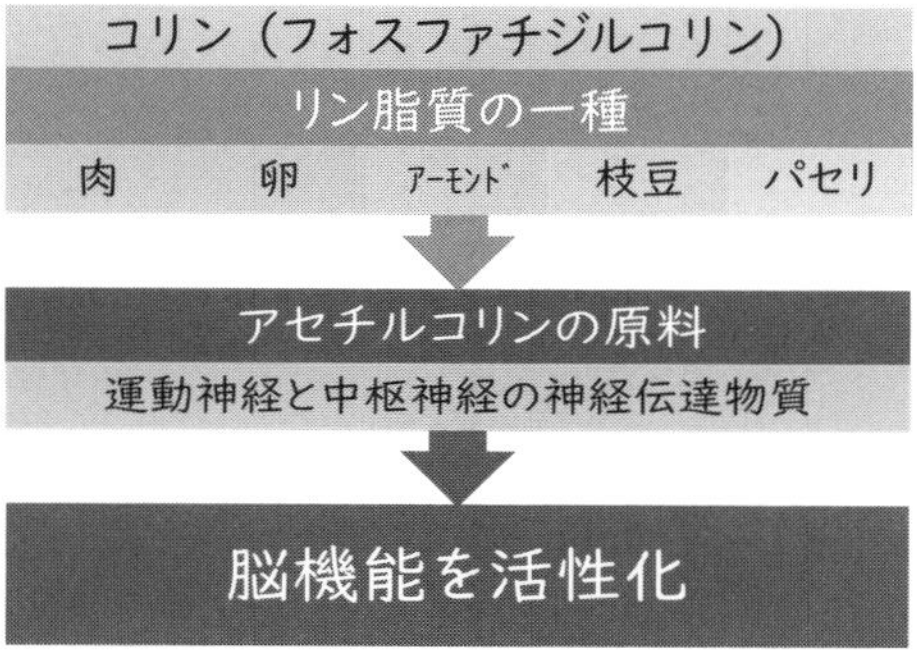

東フィンランド大学

卵をたくさん食べても コレステロール値は上がらない

認知症予防のためにはコリンの摂取がとても重要です。たんぱく質をしっかりとる「タン活」としても優秀な食材である卵を上手に食事に取り入れましょう。

ぼくは、一日に2〜3個の卵を食べます。たとえば朝は目玉焼き。運動の後に、鎌田式ウーロン茶漬けゆで卵。古い情報で「卵は一日一個まで」

をいまだに信じている人がいますが、卵をたくさん食べてもほとんどの人はコレステロール値が悪くなることはありません。野球の大谷選手は一日6個食べていると聞きました。卵のほかには、図にあるように肉、アーモンド、枝豆、パセリなどにもコリンは含まれています。

鎌田流・ウーロン茶漬け卵の作り方

材料（作りやすい分量）

卵…好きなだけ　烏龍茶…濃い目　めんつゆ…小さじ半分位

作り方

①ゆで卵を作る。

②烏龍茶に漬けて、めんつゆを小さじ半分入れ、冷蔵庫へ。

スクワットなどの運動後の30分以内の「ゴールデンタイム」に食べるのがおススメ。

A

認知症予防のために、「コリン」を含む卵をゴールデンタイムに毎日2～3個食べましょう。

Q 19 最近忘れっぽくて。このままボケたらどうしよう？

毎日、軽い運動を続けましょう

運動は、脳活につながります。運動をしているときの脳波を観察すると、記憶と関係している前頭葉や海馬が活性化していることがわかります。いつまでも若々しく脳を活性化させるためには、運動が欠かせません。といっても、若いころのような激しい運動の必要はありません。毎日続けられる程度の「軽い」運動で十分です。

運動をするタイミングは、いつでもかまいません。ただし、目覚めたら一度は外に出ましょう。朝の太陽の下でラジオ体操をしたりウォーキングをしたりするのは体内時計を整える点でも大変効果的で、おススメです。３分間程度でＯＫ。「お手抜き速遅あるき」（28ページ参照）で散歩するのもいいでしょう。

軽い運動で記憶力がアップ

10分程度の軽度な運動

↓

海馬とその記憶処理に関する皮質領域を活性化 → 記憶力アップ

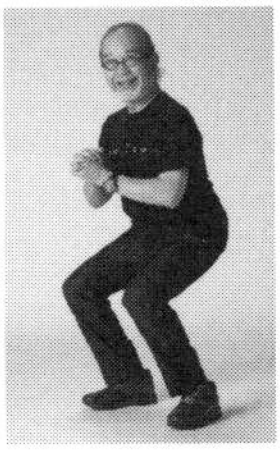

「スクワット」と
「かかと落とし」

カルフォルニア大学アーバイン校・筑波大学の共同研究

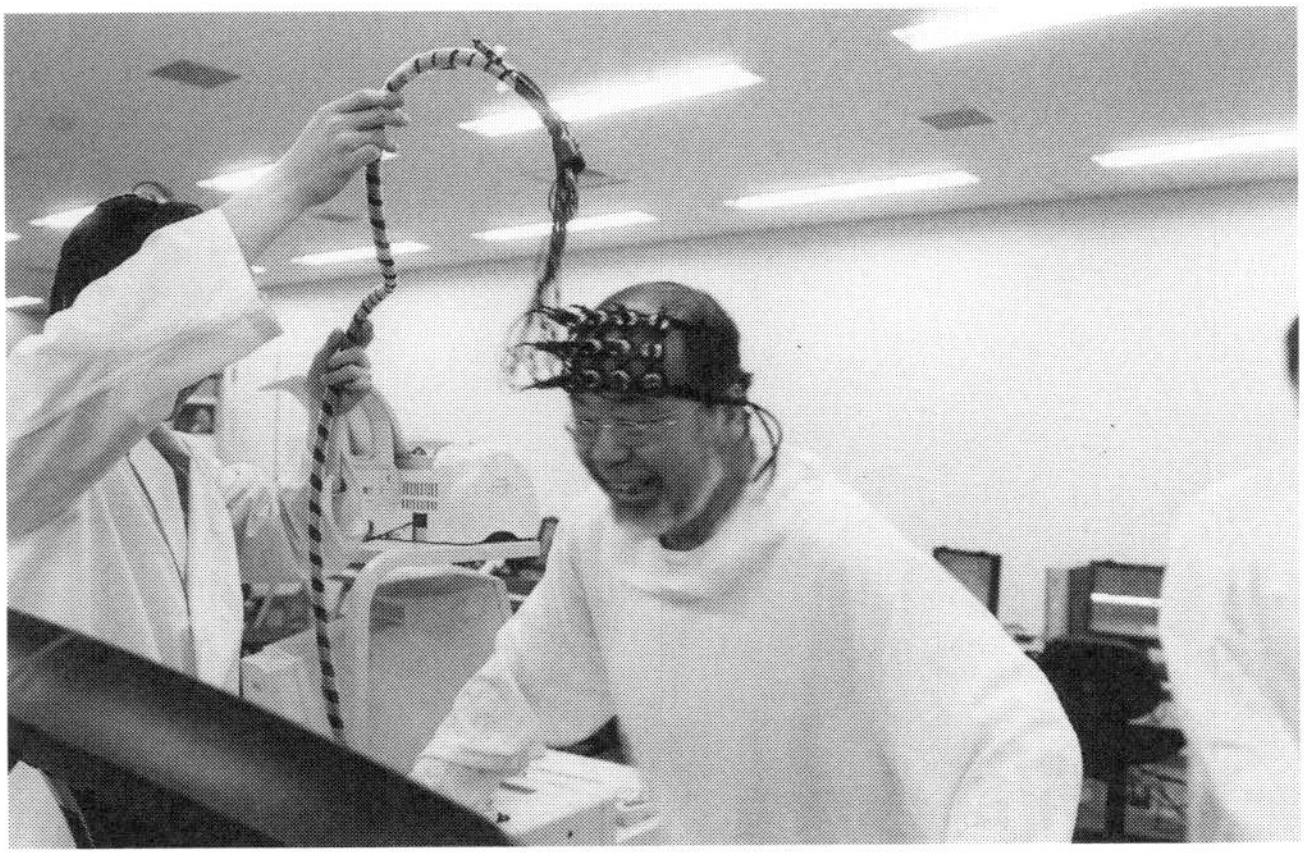

運動は脳活

脳波検査で記憶中枢の活性化の証明

Q19

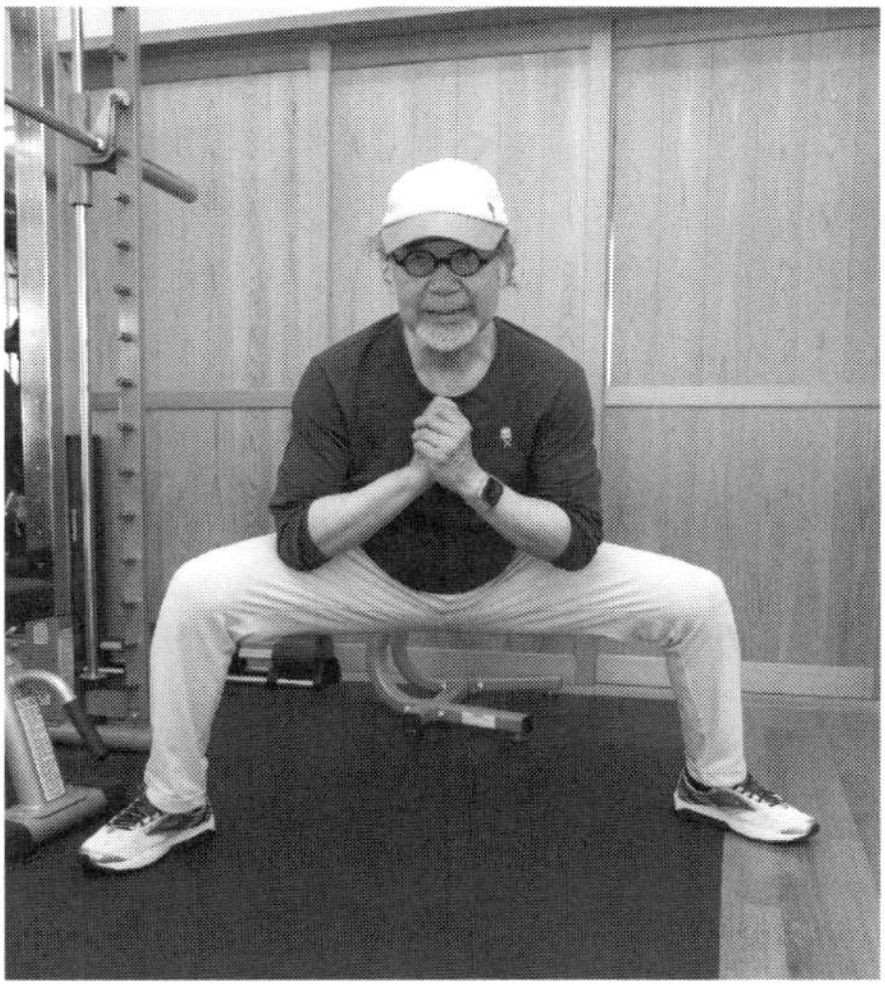

「羽鳥慎一モーニングショー」など
数々の番組でワイドスクワットを実践

筋力も血流量も上げる
胸ひらきランジ

1日　左右各5回×2

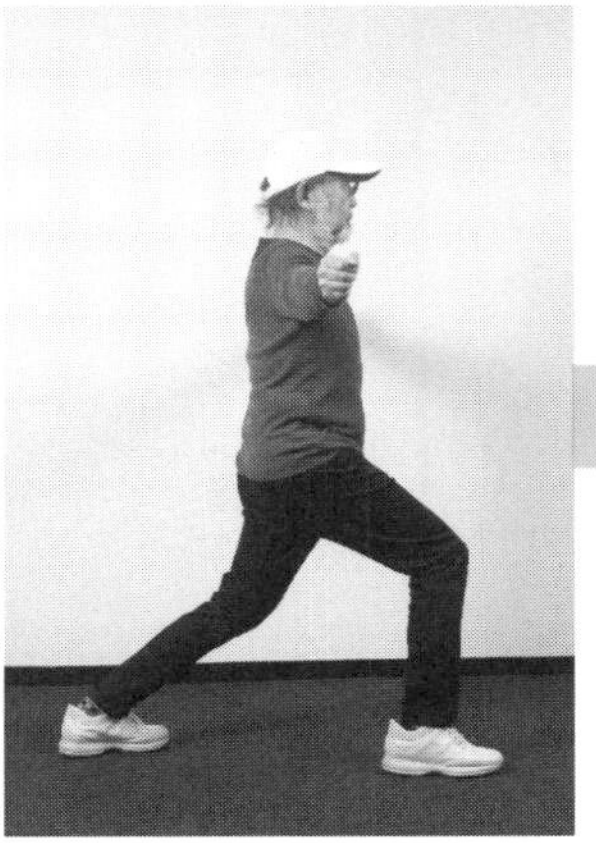

３秒で吸う
胸をふくらます

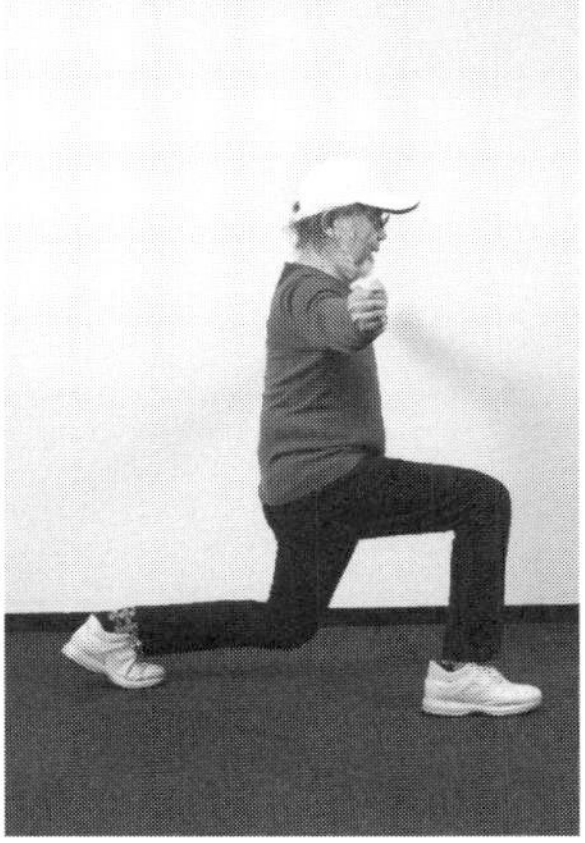

７秒で吐きながら
沈み込む

ぼくのおすすめの3つの運動

さらに、10分程度の運動を日常に取り入れたいものです。スクワット（58ページ参照）、かかと落とし（57ページ参照）、胸ひらきランジ（71ページ参照）などがいいと思います。運動は自分の時間に合わせていつ行ってもいいのですが、一時間以上座りっぱなしでいるのはよくないと言われています。一時間に一回は3分間でいいから立ち上がって、部屋の中やベランダで速遅歩きをしたりスクワットをしたりして体を動かすようにしてください。ぼくは、それに加えて週に一度はジムに行って55キロのバーベルを担いでワイドスクワット（71ページ参照）をやるようにしています。

ワイドスクワットも胸ひらきランジも、股関節のストレッチをしながら下肢の筋力を強化してくれます。マイオカインという筋肉作動性物質が分泌されるため、血圧を下げ、血糖値を下げ、認知症のリスクを減らしてくれます。優れた自重運動です。

A

たった3分の軽い運動で記憶力はアップします。ボケるのが心配なら筋活を始めましょう。

Q 20 サプリや健康飲料などを取り入れた方がいいのでしょうか？

納豆にこだわっている

日々の食事として習慣にしているのは、朝のチーズ。納豆もよく食べます。取り寄せしている、北海道の本別町にあるやまぐち発酵食品の納豆は絶品。幻の十勝本別産大豆でできた10種類ほどの納豆はそれぞれ特徴があっておいしいです。

野菜ジュースでたっぷり野菜をとる

野菜は一日に３５０グラム以上。生野菜のサラダで食べたり、体の冷えが気になる場合は温野菜にしたり具沢山の味噌汁にしたりしています。野菜ジュースにすると、大量の野菜がいっぺんにとれます。ぼくは、ヨーグルトを加えて、さらにえごま油を小さじ1杯入

脳腸相関

おいしい!

タン活!

ぼくのおススメ健康食品

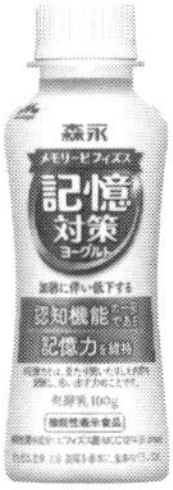

- Yakult（ヤクルト）1000　時々
  - ストレス緩和
  - 睡眠の質改善

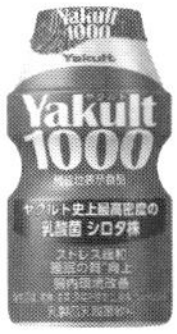

- メモリービフィズス記憶対策　時々
  ヨーグルト（森永乳業）

- ジオリナ　酵素（アルソア）　毎日
  - 18 種の乳酸菌

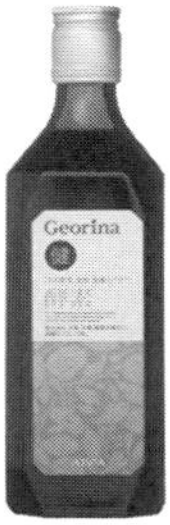

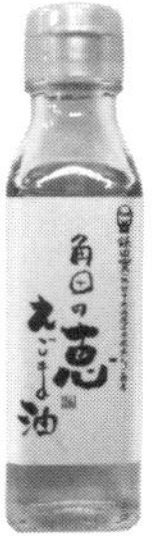

虹の園のえごま油
（ラベルは鎌田の筆字です）

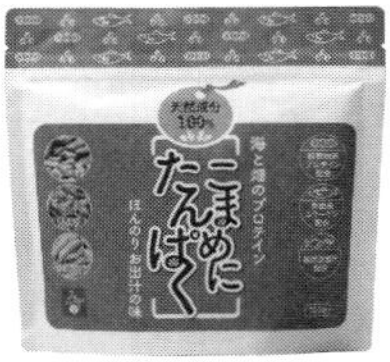

こまめにたんぱく

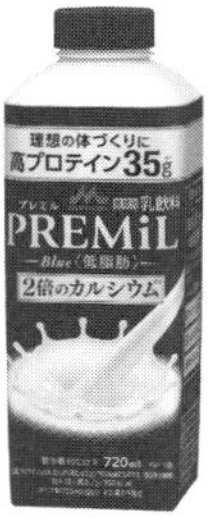

PREMiL Blue
（プレミル ブルー）

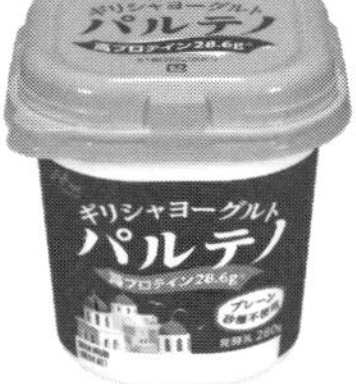

ギリシャヨーグルト
パルテノプレーン
砂糖不使用280g

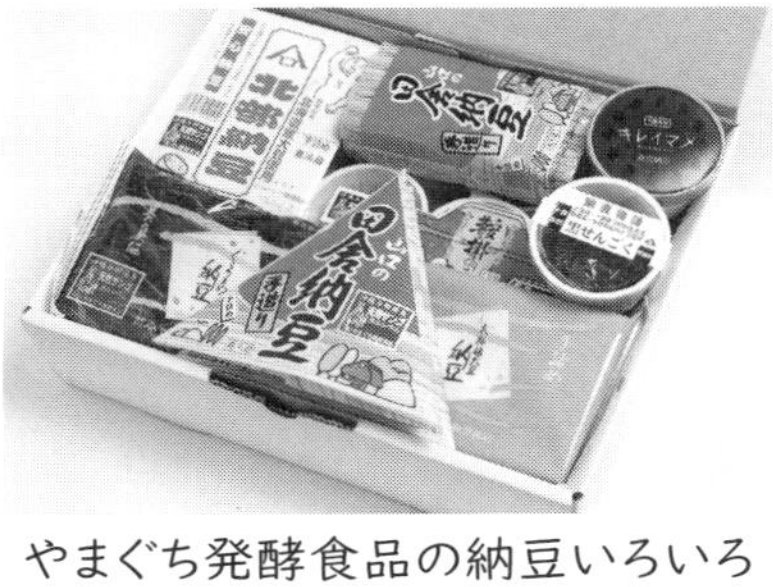

やまぐち発酵食品の納豆いろいろ

れて飲みます。

えごま油は宮城県角田市にある社会福祉法人臥牛三敬会虹の園で障碍者がえごまの葉を栽培し、それを絞って作っているものです。すばらしい、えごま油です。ぼくは応援団長としてこの園の活動をサポートしています。

「こまめにたんぱく」

開発に参加した「こまめにたんぱく」（漢方みず堂）という粉末のたんぱく質も、サラダや汁物などにかけて、まさに〝こまめに〟食事にたんぱく質をプラスしています。自然だしでできているので、みそ汁や煮物に入れると、うま味がさらに増す、優れものです。上手に使うと1日12グラムくらいのたんぱく質を増量させることができます。

気になるサプリや健康飲料

善玉菌を増やして腸内環境を整えてくれる発酵食品を積極的に毎日の食卓に取り入れています。睡眠の質を改善するという評判の高い「Ｙａｋｕｌｔ１０００」や「記憶対策ヨーグルト（森永乳業）」などをとることも、たまにですがあります。

アルソアの「ジオリナ　酵素」は毎日の習慣にしています。18種類の乳酸菌が入っているので積極的に摂っています。

タン活では高たんぱくの乳飲料・ヨーグルトに注目

若者たちが好んで飲むプロテインは、高齢者にはあまり広がらないようです。そこで、ぼくが注目したのが高たんぱく乳飲料です。どのメーカーでもいいのですが、たとえば森永乳業の「ＰＲＥＭｉＬ Ｂｌｕｅ（プレミル ブルー）」は35ｇの高プロテイン、しかも低脂肪で、カルシウムは牛乳の2倍（森永牛乳比）という優れものです。

ヨーグルトにも高プロテインのものが出ています。ぼくがたまに食べるのは「ギリシャヨーグルト パルテノ」。ゆっくり丁寧に水切りすることでたんぱく質が3倍に濃縮されています。濃厚でクリーミーな味わいです。

A

高齢者に「こまめにたんぱく」と高たんぱく乳飲料、納豆、チーズはおすすめです。

Q 21 日常で簡単にできる脳トレはありますか？

脳トレ「コグニサイズ」

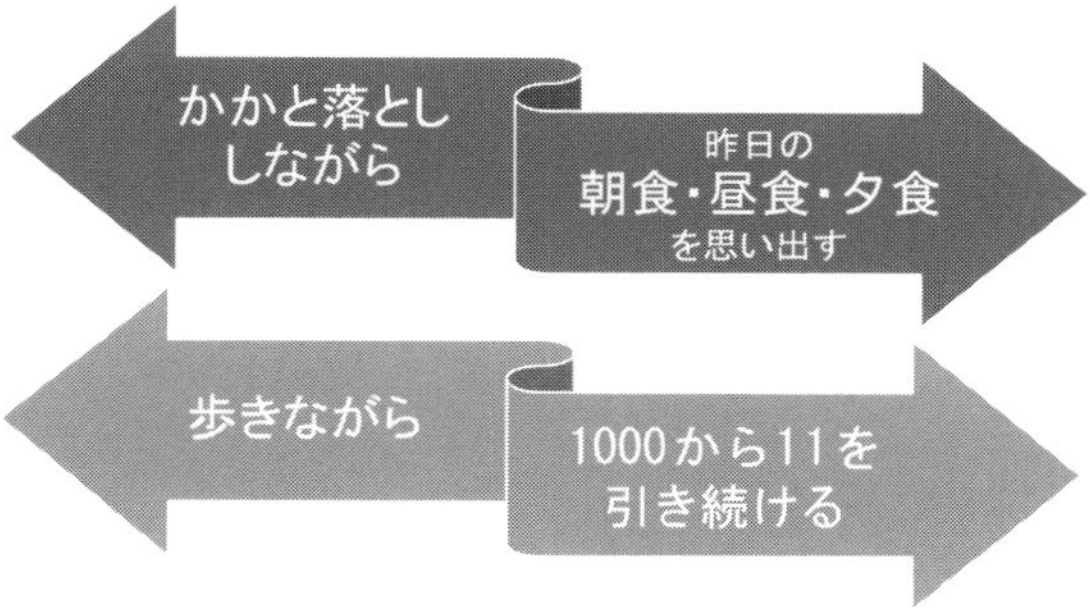

認知症予防の秘密兵器

脳を鍛えるためには、「体を動かしながら頭を使う」ことがとても大事です。ぼくもやっている「運動＋認知」を同時に行うコグニサイズをいくつかご紹介します。コグニサイズというのは「コグニッション（認知）」と「エクササイズ（運動）」からの造語です。４つのコグニサイズを紹介します。最初は頭が混乱すると思いますが、ぜひやってみてください。認知症を予防する優れた秘密兵器です。

コグニサイズ

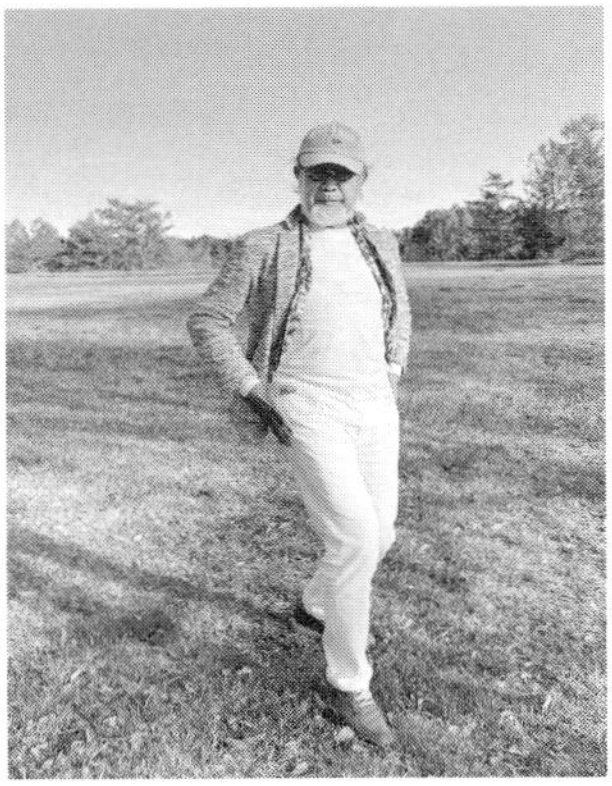

右足を前に出して「1」と言う

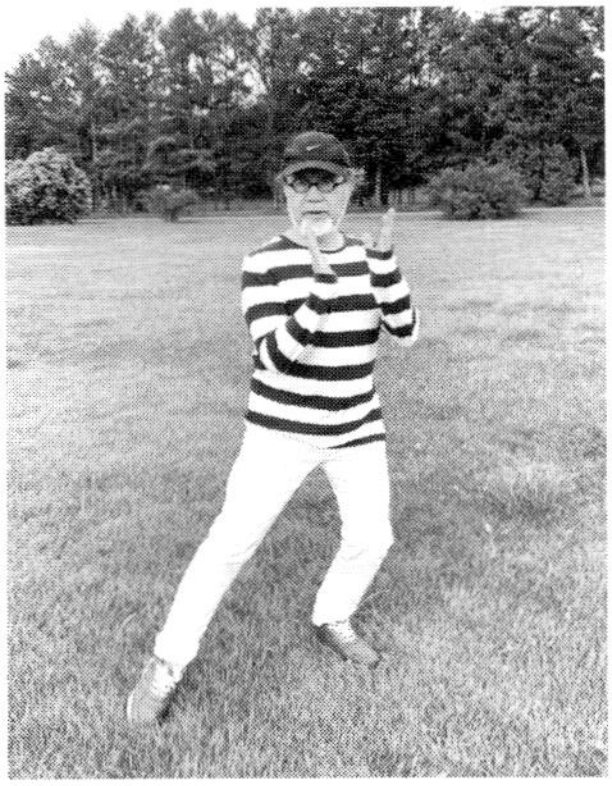

「15」のとき、右足を横に出して手をたたくところ

コグニサイズ①
「5の倍数で手をたたく」

写真のように、右足を前に出して「１」と言い、足を戻します。いつも動かした足は元に戻します。次に、「２」と言いながら左足を前に出します。「３」で右足を横に出し、「４」で左足を横に出す。そして「５」の倍数のときには右足は横で、声を出さずに手をたたきます。これをくり返します。

コグニサイズ②
「速遅歩き＋引き算」

速遅歩きをしながら「１０００から始めて11を引き続ける」というのを頭

Q21

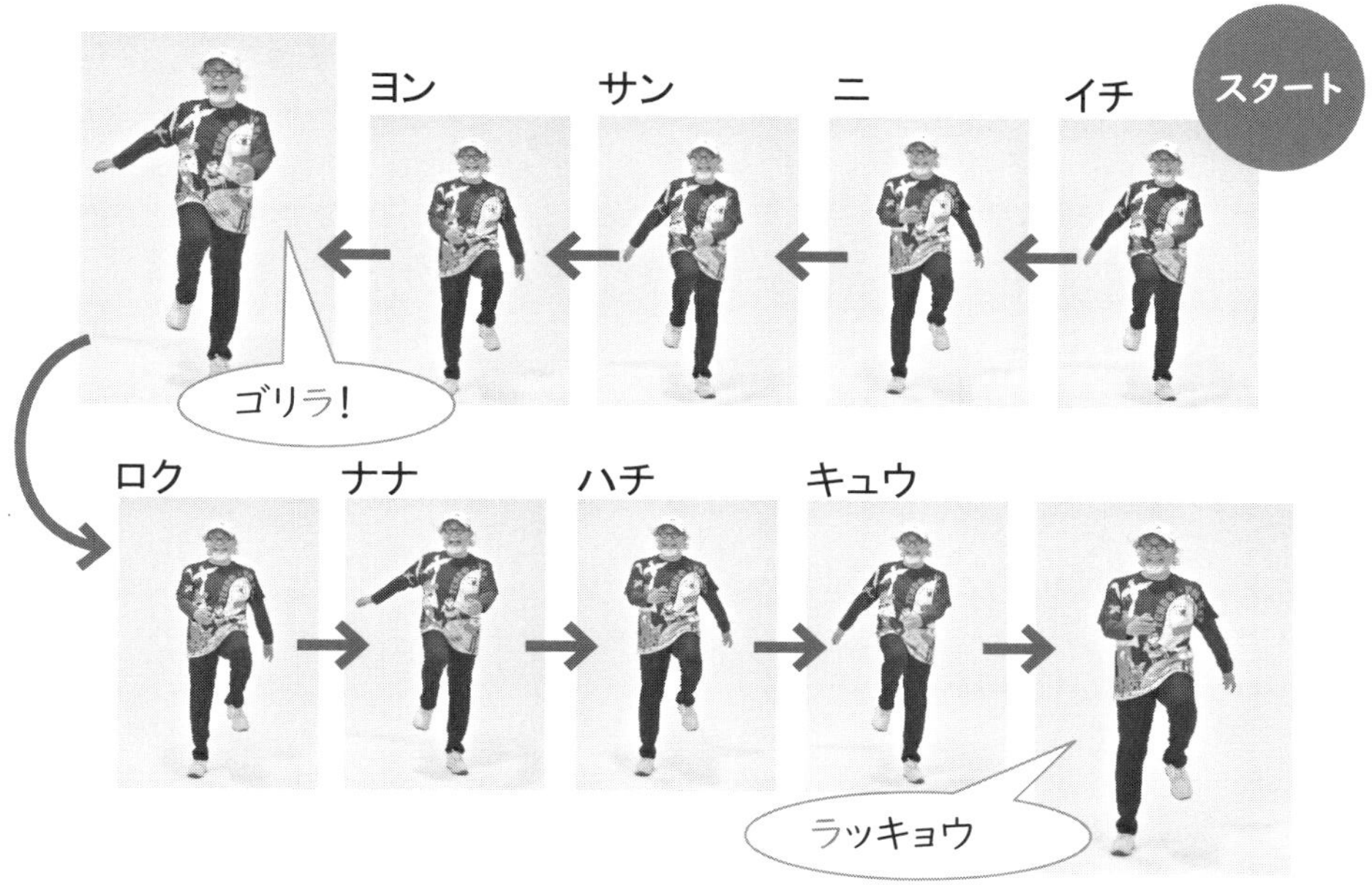

の中で考えます。いきなりで難しすぎると感じたら、最初は「１００から7を引いていく」というのから始めてもいいでしょう。慣れてきてすぐに答えが出るようになったら、より難しいものにチャレンジしてください。

コグニサイズ③「ももあげ＋一人しりとり」

２０２２年2月、「徹子の部屋」（テレビ朝日系）に呼ばれました。3回目です。そこで黒柳徹子さんにこのコグニサイズをやってもらいました。さすが徹子さん、初めはまごまごしていましたが、コツを呑み込むとうまく一人しりとりをしてくれました。

写真（79ページ）のように1、2、3、4……と声に出して、ももあげをしながら5の倍数のタイミングで一人しりとりをします。たとえば最初に言った「ゴリラ」を覚えておいて、次の5の倍数のときに「ラッキョウ」と続けるわけです。これは短期記憶を強化してくれます。料理をしているときにつけた火を消すのを忘れて焦がしてしまうのは短期記憶の低下が原因です。ときどき、街を歩く男性のズボンのチャックが開いていることがありますが、それもトイレで下げたチャックを上げるのを忘れているという短期記憶の低下、認知症の始まりの可能性があります。

コグニサイズ④「ももあげ＋一人ジャンケン」

ももをなるべく高く上げながら、必ず右手が勝つように右手と左手でジャンケンをします。スピードアップしながら30回続けます。速くなると間違いが多くなります。次に左手が勝つという設定で、さらに30回。２０２３年1月1日の「羽鳥慎一モーニングショー」（テレビ朝日）新春特番でこのコグニサイズを出演者にやってもらったら大笑い。みんな、まごまごして大いに間違ってくれました。

間違えることが脳を活性化させる

「難しい！」「また間違えた！」と感じる人が多いと思いますが、間違えることが大事なのです。脳が活性化するのは頭がまごまごしているとき。ご家族と一緒に挑戦して、みんなで大笑いするのも楽しいですが、基本的にはどうぞ一人でチャレンジを。一人だったら間違えても恥ずかしくないし、プライドが傷つくこともありません。

佐賀県で行っている「鎌田塾」では、足踏みをしながらリズムをとって反対言葉を言っていきます。はじめは2文字で、「いぬ」と言ってから、たんたんと手をたたいて、そのあと、反対の「ぬい」、たんたん（手をたたく）、「ねこ」、たんたん、「こね」たんたん、……慣れてきたところで3文字に増やします。「うさぎ」、たんたん、「ぎさう」、たんたん……このへんになると間違える人が少しでてきます。これが脳を活性化し、認知症の予備軍に入った人の半分くらいは正常に戻ると言われています。ぜひコグニサイズに挑戦してみてください。

A

軽度の認知障害にはコグニサイズが効果的！
今すぐ、毎日、やってみよう！

Q
22

「イライラ」や「物忘れ」が増えました。どんどんひどくならないか心配です。

急に怒りっぽくなるのは前頭前野の老化が原因

前《ぜん》頭《とう》前《ぜん》野《や》というのは、頭の前側、額のところにある脳のことです。人間の心の中核だと言われていて、判断力、応用力、記憶力、感情、またアイデアを思いつくことなどもこの部分が担っています。前頭前野が老化を始めると、認知症の前段階。感情のコントロールが効かなくなって、怒りっぽくなることがあります。これまで穏やかな性格だった人が急に感情の起伏が激

前頭前野は　人間の心の中核

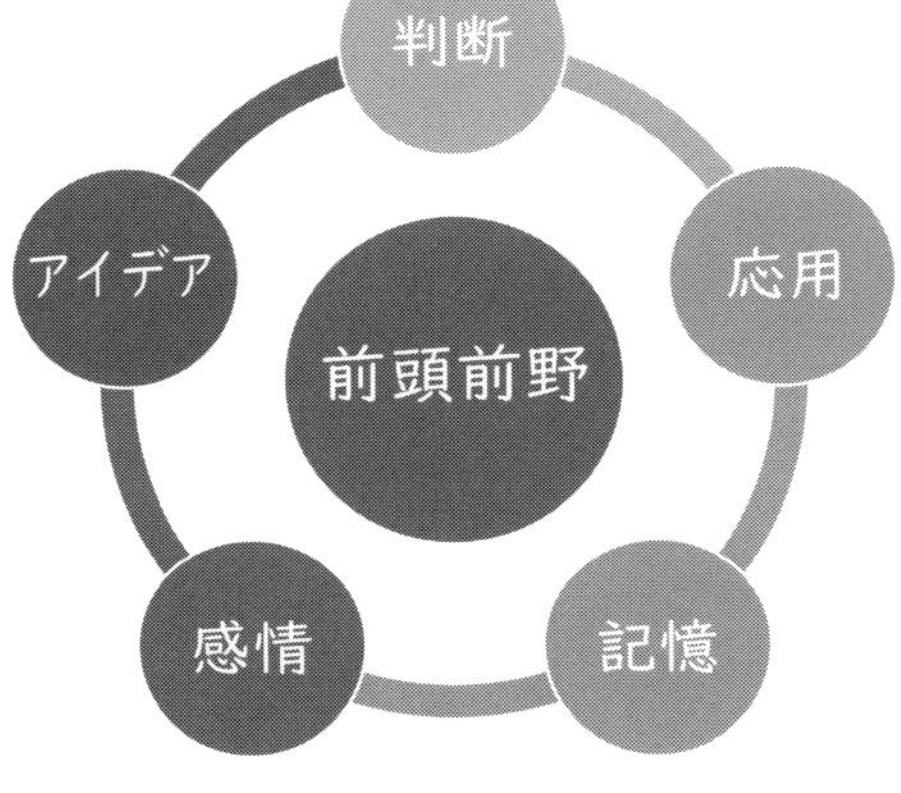

しくなったときには、前頭前野の働きが悪くなっていると考えられます。スマホをやりすぎる若者が、集中力がなくなったり怒りやすくなったりする「スマホ脳」も、この前頭前野の疲労が原因しているのです。

ワーキングメモリーが衰えると「物忘れ」が始まる

記憶にはワーキングメモリーと呼ばれる作動記憶・短期記憶があります。このワーキングメモリーをつかさどっているのが前頭前野なのです。作動記憶というのは、たとえば、水道の蛇口をひねって水を出したら締めるという一連の行為を意識せずにできるというようなことです。短期記憶は字の通り、ごく最近の出来事を覚えているということです。ワーキングメモリーが衰えると、日常生活で困りごとが増えてしまいます。認知症の前段階ぐらいに考えて、前頭前野の鍛え直しが必要なのです。

短期記憶を鍛えるトレーニング

ご家族や友人同士で楽しみながら短期記憶を鍛えましょう。

①４桁の数字を覚えてください　例）１４２８

次に、

前頭前野を鍛えるために

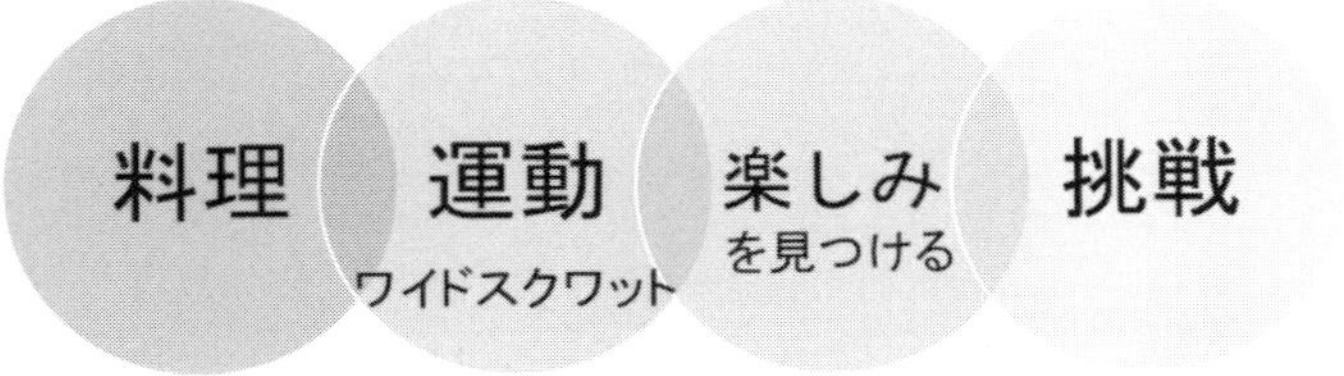

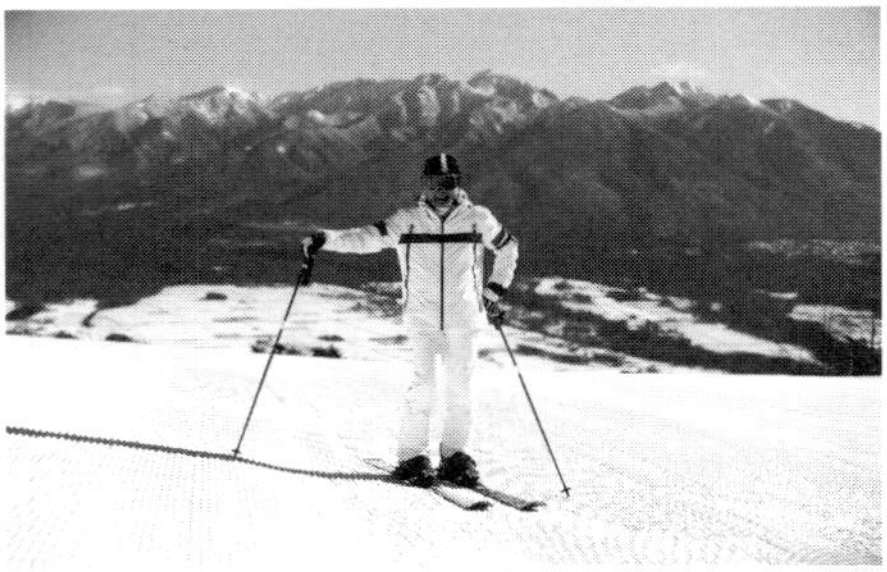

② ３つほど簡単な質問をします

例）・好きな食べ物は？・今の総理大臣の名前は？・あなたは何歳ですか？

③ 最初に覚えた４桁の数字を「逆」から言えますか？

答）「８２４１」

紙に書いてあると覚えやすいですが、頭のなかだけでできればたいしたものです。よい訓練になります。

年をとると「その話、前にも聞いたよ」と言われることが増えます。あまり気にしなくても大丈夫ですが、自分がそういう傾向にあることを承知しておくことは大切です。

日々の中に楽しみを見つける

認知機能が低下しないように、前頭前野を鍛えましょう。料理は非常に効果的です。ぼくの本『鎌田式健康手抜きごは

Q22

ん』も参考に。77ページで説明をしたコグニサイズの運動もおススメ。また、日々の中に楽しみを見つけることがとても大切です。新しいことへのチャレンジをぜひ。ゴルフやテニスなどのスポーツでもいいし、刺繍や編み物や書道、絵を描くのもいいですね。

ぼくの面白がりリスト

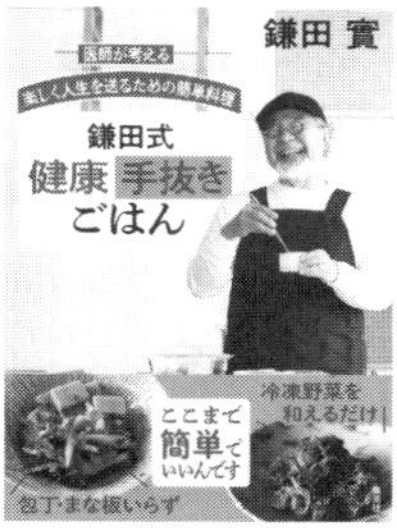

自分の心が面白がる時間をつくるようにしています。好きな音楽を聴きながら小説や詩を読むこと。冬はとにかく、時間を見つけては朝からスキー場に向かい、ゴンドラで上って3キロの急斜面をノンストップで2〜3本滑ります。原稿書きに疲れたときにはYouTubeでスキーのテクニックを学びます。仕事は夕方までに終えて、夜はインターネットで映画を楽しみます。流されるようにテレビのチャンネルを変えて番組を見るというのはできるだけ避けて、見たいものだけを見るようにするなど、自分で「選ぶ」ことにこだわっています。

A

「前頭前野」を鍛えるトレーニングで認知症予防。自分流の面白がり方を持とう。テレビに支配されるな！

Q23 高血圧と認知症にはどんな関係がありますか？

減塩生活で高血圧対策を

高血圧は認知症の原因の一つと考えられています。図にあるように血圧が140／90を超えると、正常血圧（120／80未満）の人に比べて認知症リスクは49％高くなります。

正常血圧と高血圧の間には境界領域の人たちがいます。ぼくは日頃医者としてそういう人たちに減塩生活の指導を続けています。梅干しや発酵食品の漬物は体にいいものだから食べるのはＯＫ。ただし、減塩のものを選び量は控えめに。カリウムを含んだ野菜を食べるとナトリウムを尿とともに排出してくれるので「減塩」に近い効果が期待できます。

一日３５０ｇの野菜を習慣にしてください。塩分は塩化ナトリウム（ＮａＣｌ）、このナトリウムが血圧を上げるということを覚えておいてください。

ぼくは「ナト・カリしょうゆ」というナトリウムをカリウムに置き換えた醤油を使って

Q23

高血圧は認知症リスクを高める

血圧が 140/90mmHg を越える

⇒正常血圧の人よりも 認知症リスク 49% ↗

中年期に高血圧 で
晩年期に低血圧（90/60mmHg未満）

⇒さらに 認知症リスク 62%↗

米国ジョンズ・ホプキンス大学

います。慣れると、とてもおいしいです。このおかげで、塩分摂取量を半分くらいに減らすことができています。

正常値にこだわる必要はない

高血圧で治療中の人は毎日血圧を測りましょう。安定している人は月に一度で構いません。70歳を超えたら140／90、75歳を超えたら150／90ぎりぎりまではそれほど心配することはありません。高齢になると動脈硬化が始まっているので、無理に血圧を下げすぎると血液の流れがさらに悪くなる心配があります。

　アメリカのジョンズ・ホプキンス大学の論文によると、中年期に高血圧だった人が高齢になったときに血圧が低下すると、認知症リスクが62％と高くなるようです。中年期と同じ薬を飲み続けていると血圧が下がりすぎになる場合もあります。高齢になったら無理やり強い薬で血圧を正常血圧に近づける必要はないということです。できるだけ薬に頼らずに野菜を食べて運動をすること、減塩を心がけることで、血圧をほどほどのレベルで保てるといいですね。

10年ほど前、忙しくてストレスが多く、ストレスを緩和するために食べすぎ、運動不足がおこり、血圧が140／90と高血圧の部類に入ってしまいました。そこで、鎌田式速遅あるきのウォーキングを始め、自重筋活、そして野菜ジュースを毎朝飲んで野菜摂取量３５０gを越すこと、これで血圧は120／70くらいに落ち、正常血圧の範囲に入ったのです。

運動と野菜を多くとることで体重もゆっくり減っていき、72キロ前後にコントロールできるようになりました。食べたいだけ食べても太らない身体になった気がします。たまに料理もします。ぼくの健康手抜きご飯は、おおむね5分以内につくれて、野菜たっぷりで減塩にこだわっています。

A

高血圧は認知症リスクを高めます。「減塩」と野菜たっぷりの「ベジ活」と「運動」で対策を。

Q 24 認知症の予防法を教えてください。

ワーキングメモリーの強化で認知症予防

ワーキングメモリー（83ページ参照）をアップさせる4つの方法を次ページの表にまとめました。①は新聞じゃなくても構いません。新しい言葉や気になる言葉に出会ったときに、それを覚えて思い出したり実際に会話の中で使ってみたりするのはよいトレーニングになります。②カラオケは、コロナ禍ではなかなか大勢では行けなくなりましたが、代わりに一人カラオケを楽しみましょう。新しい曲に挑戦するのも効果的です。③前の日の楽しかったことを頭の中でくり返すというのは心の平安を生み出し、幸せホルモンが分泌されます。④電車の中で広告に目を留めて、降りた後にその内容を思い出すというのもワーキングメモリーを鍛える訓練になります。

A

「うれしい！」「楽しい！」「きれい！」など、
感動を言葉にしよう。アパシーになるな！

ワーキングメモリーのアップ

①新聞を読んで、印象に残った単語を4つ覚えて、あとで思い出す

②一人カラオケで、新曲にチャレンジ

③前の日の楽しかったことを思い出す

④電車やバスの吊り広告を見て、5分後に内容を思い出す

泣いたり笑ったり感情をストレートに出す

認知症の始まりにはアパシー（無気力や無関心）が目立つと言われています。そうならないように、わくわく好奇心いっぱいの人生を送ることが大切です。前向きでいること、何かに関心を持つこと。たとえばきれいな景色を見たときには、言葉にして感動を表すことなども認知症を寄せ付けないためにとても効果的です。

認知症の45％がアパシーになっていると言われています。うつ病は自分が無気力であることを自身で意識していますが、認知症になると自分の無気力や無関心に気がつきません。周りが気づいてあげることが大切です。

Q 25 最近、耳が遠くなってきたのが不安です。どんな対策を？

認知症の最大のリスクは難聴

世界的に評価の高い医学研究誌「ランセット」で「認知症の最大リスクは難聴」という発表がありました。聞こえづらいと会話がおっくうになり、言葉のキャッチボールが減ります。脳の細胞に刺激を与えることも少なくなって、機能低下が始まります。

静寂に浸ろう

たまには音を遮断して耳を休ませることも重要です。ヘッドフォンのノイズキャンセリングや耳栓を使って静寂に浸る時間を持ちましょう。

認知症の最大リスク

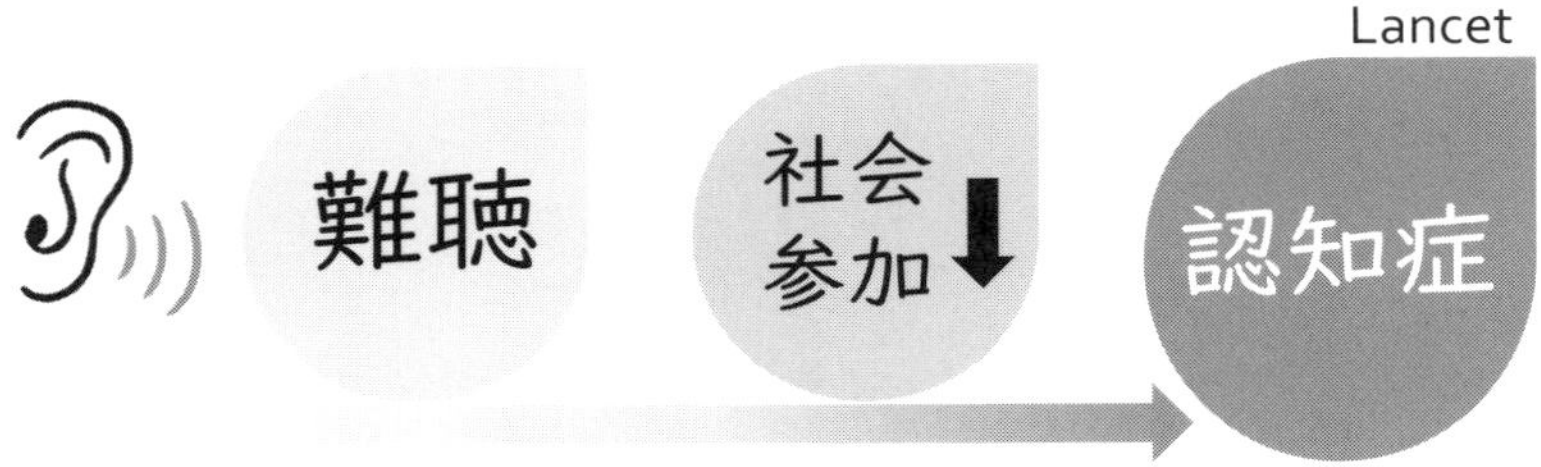

「聞きづらい」を放置していると、ついつい出不精になります。社会参加が減ると、社会的フレイル（虚弱）が起きて、足腰も弱り、筋肉の虚弱が起こると同時に、認知機能の低下も起きてきます。難聴を放置しないことが大事です。

視覚情報に頼らない

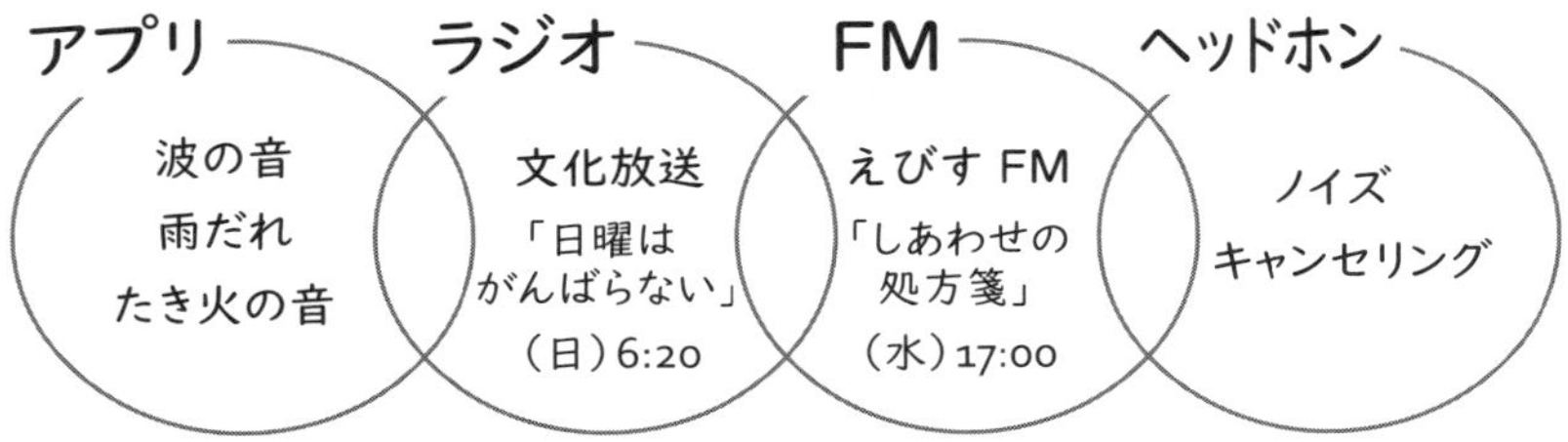

ぼくは講演や被災地支援に行くときは、ヘッドホンを持っていきます。ノイズキャンセリングがついたヘッドホンをかけると、新幹線や飛行機の中で耳を休ませることができます。そのまま短い昼寝におちいって脳を休ませることもできます。目が覚めている時には無料のアプリをダウンロードして、波の音や雨だれを聞くようにしています。散歩のときも、「耳散歩」と思って、鳥の声や風の音、町のざわめきなども聞くようにしています。
耳と脳を鍛えるには音を聞く意識をもつことが大事と考えています。視覚情報に頼らないために、あえてYouTubeやテレビなど画像つきではなく、ラジオにこだわってみるのも大変役に立ちます。

Q25

自然の音に注目

難聴の進行をおさえるためには耳をすませて音を聞くことが大事です。インターネットやCDなどで雨の音や波の音など自然界の音に耳を傾けたり、静かな音楽を聴いたりするといいでしょう。ぼくは焚火の音がお気に入り。リラックス効果もある「月の光」（ドビュッシー）など音域の広いクラシックの名曲もおススメです。

もちろん、ラジオのトーク番組も効果ありです。最近では全国どこからでも、あるいは放送後でもインターネットでラジオが聞けるようになりました。

《ぼくの出演ラジオ　2023年5月現在》

文化放送「鎌田實×村上信夫　日曜はがんばらない」（毎週日曜日　午前6時20分〜6時45分）

佐賀のえびすFM「鎌田實〝しあわせの処方箋〟」（毎週水曜日　17時〜）

A

難聴になると会話が減って、脳の機能低下につながるおそれがあります。聞きづらくなったら補聴器をつける勇気を。

Q26 さまざまな体の不調、年をとったから仕方ない？

自覚がないから怖い！ 慢性炎症

体の炎症には「急性炎症」と「慢性炎症」の2種類があります。ケガした傷口が化のうしたり、のどが赤く腫れたりするような自覚できる炎症はほとんどが急性炎症です。慢性炎症には自覚症状がありません。気づかないうちに、ときには死に至るような疾病を引き起こすことからサイレントキラーと呼ばれることもあります。あなたの体の不調は年を取ったせいではなく、慢性炎症が原因かもしれません。

想像を超えるたくさんの人が慢性炎症に苦しんでいる

慢性炎症が引き起こす病気には、動脈硬化・がん・うつ・脂肪肝・脳卒中・心筋梗塞・関節リウマチなどがあります。認知症にも慢性炎症が関係しています。

Q26

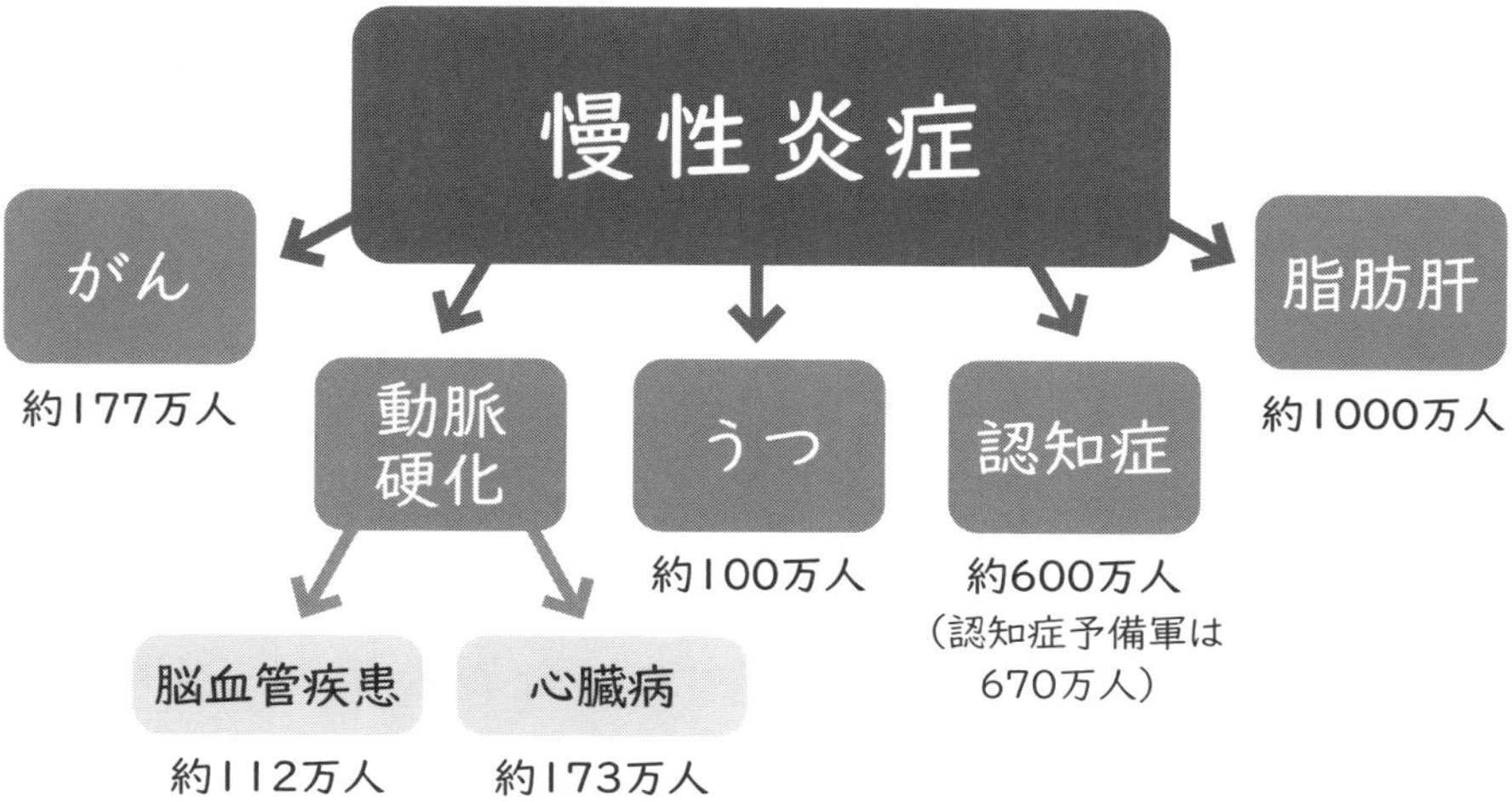
慢性炎症
がん
約177万人
動脈硬化
脳血管疾患
約112万人
心臓病
約173万人
うつ
約100万人
認知症
約600万人
（認知症予備軍は670万人）
脂肪肝
約1000万人

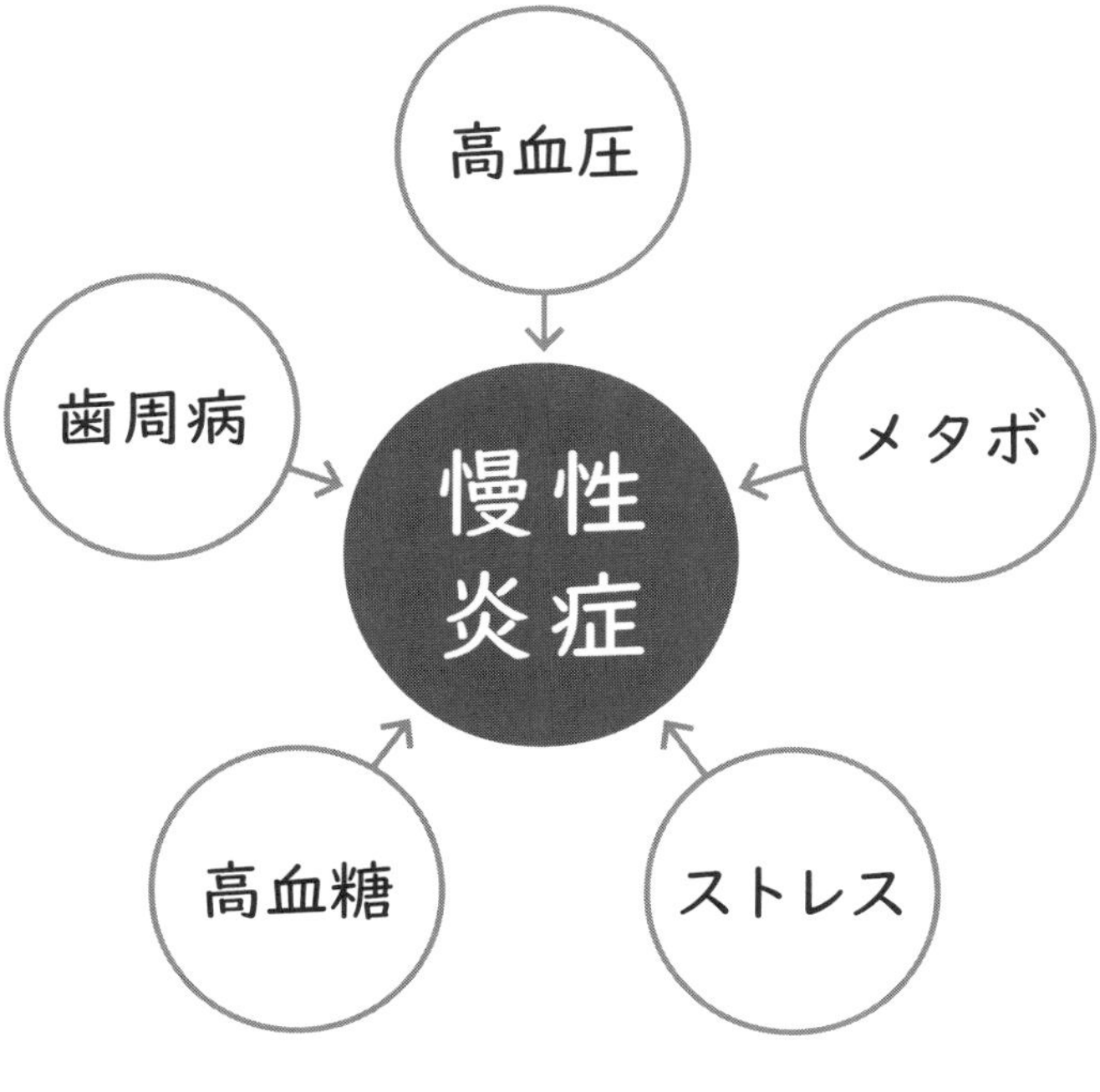
高血圧
歯周病
メタボ
慢性炎症
高血糖
ストレス

認知症の人は６００万人、予備軍は６７０万人いると言われています。慢性炎症を減らすことで、病気になる人を少しでも減らしたいものです。

慢性炎症を引き起こすもの

がんについての研究が進み、最近ではがん遺伝子を持っているかどうかが検査でわかるようになりました。がんが多発するがん家系の存在も明らかになっています。ただし、がん家系だからといって誰もががんを発症するわけではありません。なんらかの引き金があると考えられていて、それが慢性炎症ではないかといわれています。

慢性炎症を引き起こすのは、前ページの図にあるように「高血圧」「メタボ」「ストレス」「高血糖」「歯周病」などです。

ぼく自身も高血圧、高血糖、肥満の入り口に！

60歳になるころのぼくは体重80キロ、血圧は140／90。高血圧の入り口に立ちました。そこで、一念発起。ウオーキングと筋活、一日３５０グラムの野菜をとる「ベジ活」によって、血圧は120／70前後、体重は72キロへと改善し、現在もその値をキープしています。

Q26

A

慢性炎症は万病のもと。高血圧、高血糖、ストレスとメタボは運動でゆっくりと治す。

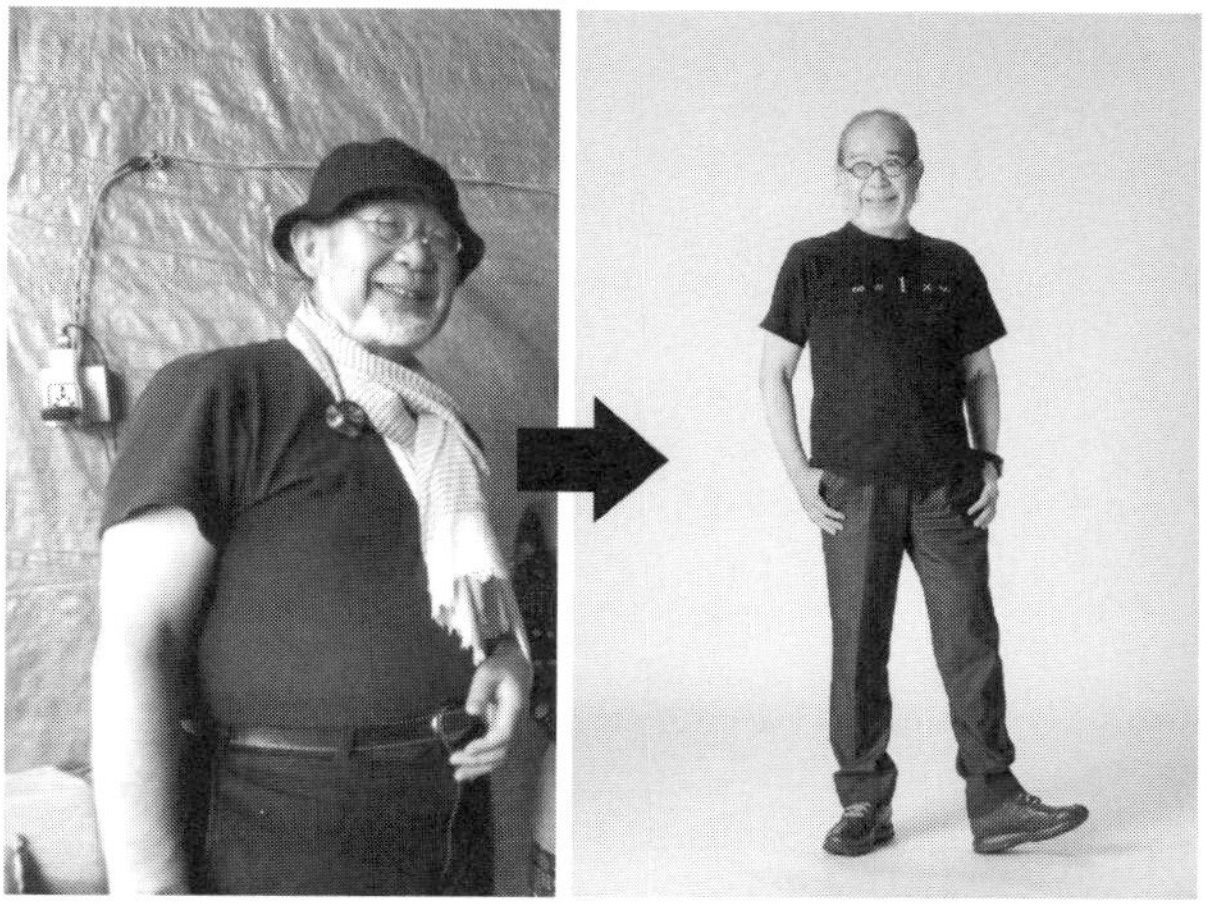

左は十数年前、80キロで慢性炎症を起こしかけていたころ。検査でヘモグロビンA1cが6.3まで上昇、糖尿病の入り口に立ちました。筋活をして現在はヘモグロビンA1cは5.5、正常になりました。

十数年前のぼく

ストレスが多かった。忙しくてリラックスする時間もなかった。ストレスを緩和させるために、ついつい食べ過ぎる。血圧が上がり、血糖値も上がって、高血圧・糖尿病の入り口に立ってしまった。人間ドックでは脂肪肝とも言われた。

今では右の写真のように、元気で健康。姿勢もよくなりました。

Q27 こわーい慢性炎症を防ぐにはどうしたらいいですか？

まずは、たっぷりの野菜を食べよう

慢性炎症は酸化によっておきます。動脈硬化は酸素による錆びつきと考えましょう。それを防ぐには抗酸化力のある緑黄色野菜を積極的にとることが大切です。

ぼくは、毎朝２００グラム強の野菜をミキサーで野菜ジュースにしています。種類は何でもかまいませんが、緑黄色野菜は必ず入れます。さらに牛乳またはヨーグルトを入れて、オメガ3脂肪酸を含む、えごま油を小さじ一杯加えます（65ページ参照）。

市販の野菜ジュースも、いろいろな種類がコンビニなどで手軽に手に入ります。裏を見て砂糖が入っていないものを選び、何グラムの野菜が入っているかを意識する習慣もつけましょう。

Q27

A

ストレスが慢性炎症を起こす。「笑」と「希望」、そして「野菜たっぷり」&「貯筋」を心がけて。

慢性炎症を防ぐ

- 野菜
- 笑顔
- 希望
- 筋活&ウォーキング

食後のスクワットも効果的

慢性炎症が脂肪肝を引き起こすことは前述しましたが、最近の肝臓がんは脂肪肝から移行する例が増えています。国内に1千万人以上いるとされる脂肪肝の人たちが肝硬変や肝臓がんにならないようにするためには、食後のスクワットと5〜10分程度の鎌田式ウォーキングが効果的です。

また、ストレスは慢性炎症の原因になります。ストレスを緩和させるには希望を持つことや笑顔でいることが大切です。

Q28 高齢者になっても「見た目」は大切ですか？

見た目年齢が大切

デンマークに住む70歳以上の同性の双生児
1,826例の追跡調査（8年間）

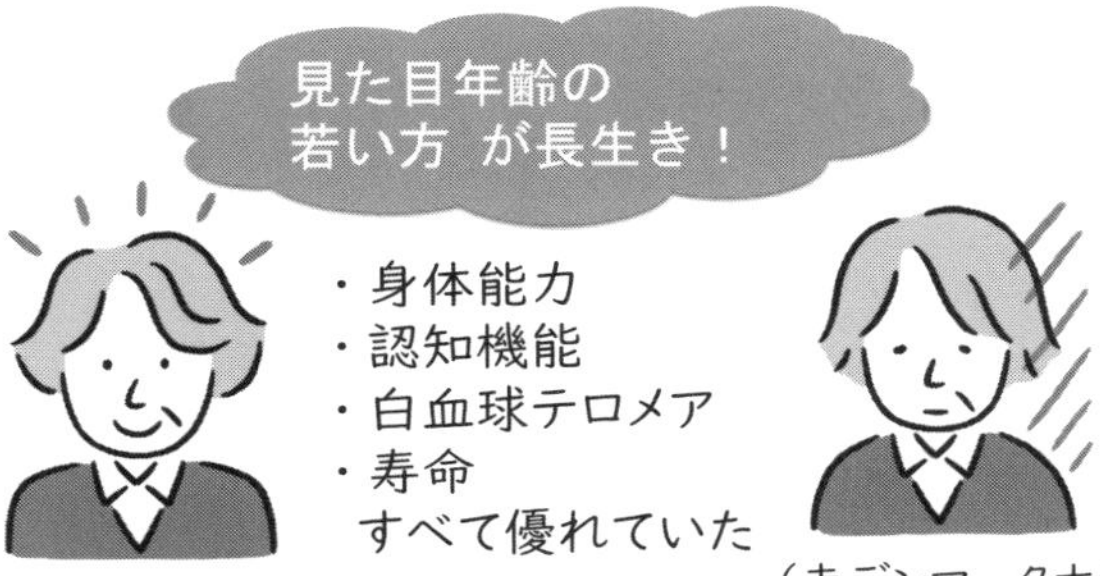

（南デンマーク大学）

よぼよぼにならない！

「見た目がすべて」は、ちょっと言い過ぎかもしれませんが、やはり「見た目」はとても重要です。南デンマーク大学で行われた調査によると、見た目年齢が若い人の方がそうじゃない人に比べて血管年齢も若く、認知機能も保たれているだけでなく、実際に長生きしていることがわかっています。命の長さに関係していると言われる白血球の中のテロメアの長さも長かったのです。

Q28

見た目を若くする工夫を！

ぼくも、見た目を若くするようにこざっぱり、きれいにしているようにいつも意識しています。おしゃれなストールや大好きな帽子を身につけたり、黒っぽいシャツには派手なジャケットを合わせるなど「鎌田らしさ」にこだわっています。

見た目の老化の最大の原因は姿勢の悪さ。姿勢を正して胸を張ってお腹はへこませる。歩くときは大股で早歩きを心がけています。また、歩きながら胸ひらきランジをときどき入れたり、時間があるときは15分の「お手抜き速遅あるき」をしたりもしています。

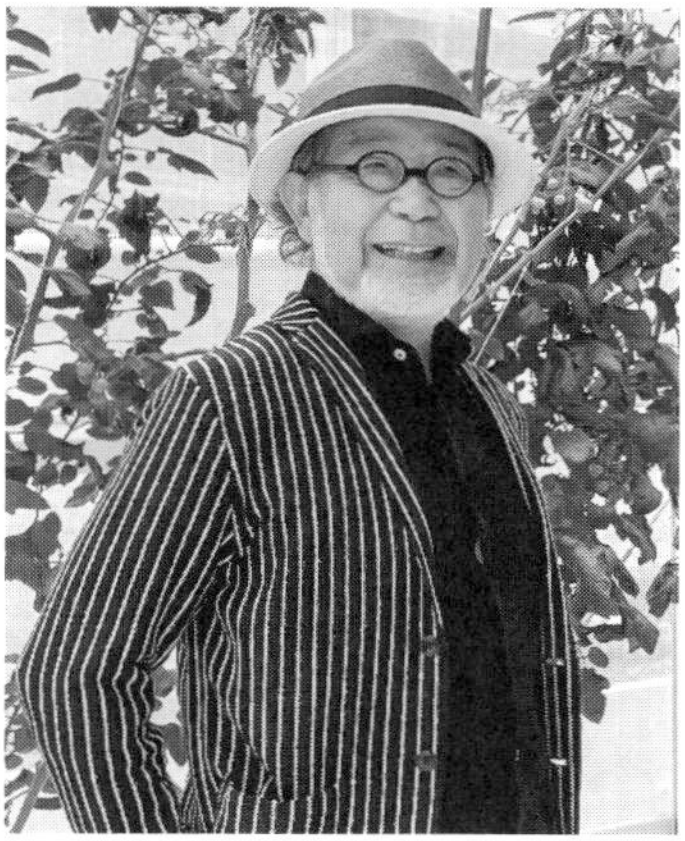

A

見た目年齢が若い人の方が長生きしています。
生き方はヨタヨタでも姿勢だけは、まっすぐに！

Q29 笑うと健康にいいそうですが、笑えるような楽しいことがありません。

作り笑いでもストレスはやわらぐ

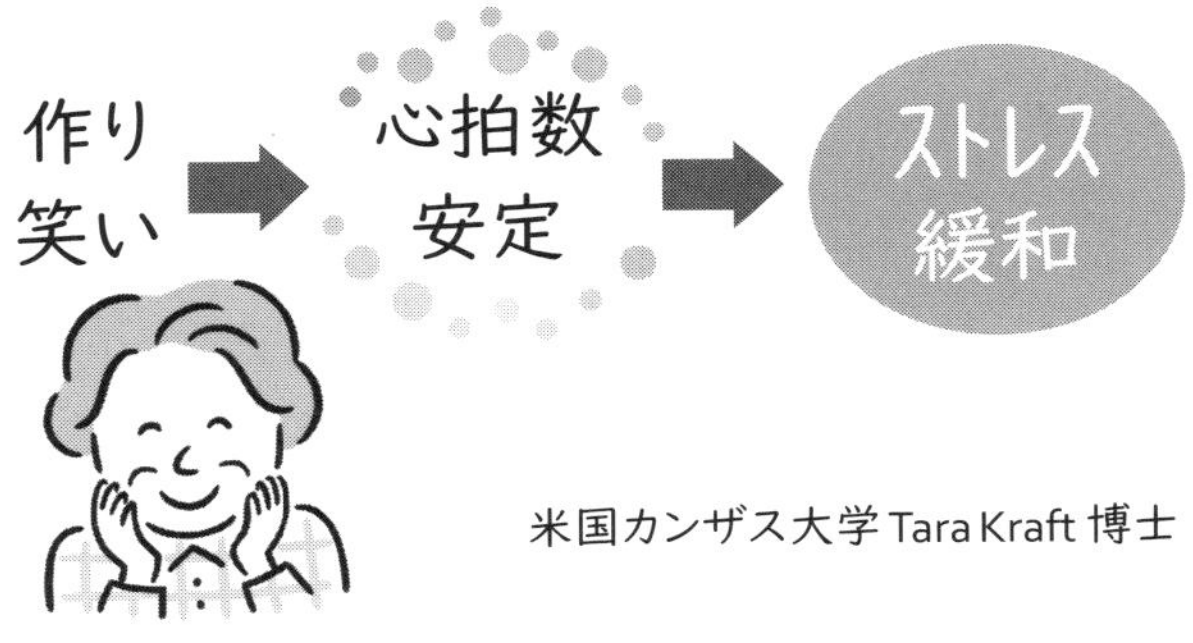

米国カンザス大学Tara Kraft 博士

ウキウキ楽しそうな顔をして過ごしましょう

「うれしい」と感じるとき、人の脳では前頭前野の血流が増えていることがわかっています。前頭前野というのは、記憶や感情をコントロールする部分です。さらに、口角を上げて笑い顔をつくるだけでも前頭前野の血流量が増えるという驚きの結果が出ました。

笑っているとストレスが減る

楽しそうな顔をしていると、快感や多幸感を得る脳内ホルモンのドーパミンの分泌も活発になります。アメリカのカンザス大学の発表によると、作り笑いでも心拍数が安定しストレスが緩和するとのことです。ストレスが緩和されれば血圧も安定します。ストレスは慢性炎症を起こしやすいので、ストレスが緩和されれば慢性炎症が起こりにくくなり動脈硬化も起きにくくなります。認知症のリスクも少しだけ減ります。

笑顔で顔のアンチエイジングを

いつも口角を上げていると、「顔（表情）」のアンチエイジングにもなります。また、笑顔の人には自然と多くの人が集まり、楽しいことが増えたり応援してもらえたりすることも多くなります。

まずは、作り物でいいから笑顔をつくる。それが人生をどんどん良い方向にまわしてくれます。気がつけば、心の底から笑っている自分を見つけられるでしょう。

A

作り笑いでも効果あり！
いつも口角を上げていると幸せが近づいてくる。

Q30 いつまでも体力をキープすることは可能ですか？

貯金よりも貯筋で生活の質を上げる

命の長さ（LOL：length of life）よりも命の質（QOL：quality of life）の方が大切だとぼくは考えています。命の質、つまり毎日の生活の質が高いと、結局は長生きもして命の長さも十分に充たされ、人生の質も上がるのです。

脳卒中よりもフレイル・ロコモが怖い

かれこれ10年近く、講演や本を通じて「フレイルがいちばん怖い」と伝えてきました。フレイルが原因で将来介護保険の世話になる人の数は脳卒中や認知症よりも多いのです。フレイルというのは虚弱ということです。また、ロコモとはロコモティブ症候群の通称で、筋肉の虚弱やサルコペニアという筋肉減少症によって、必要なときに必要なところに行け

80GO（ハチマルゴー）運動

80歳になっても、歩いて外出

2022年4月
フレイル・ロコモ克服のための医学会宣言

＜日本医学会連合加盟の57学会 +非加盟の23の学会・団体より＞

➡ 鎌田式では すでに 3年前からやっている ➡ 90《キュウマル》GO《ゴー》運動へ

フレイル・ロコモにならない

「貯金」より「貯筋」

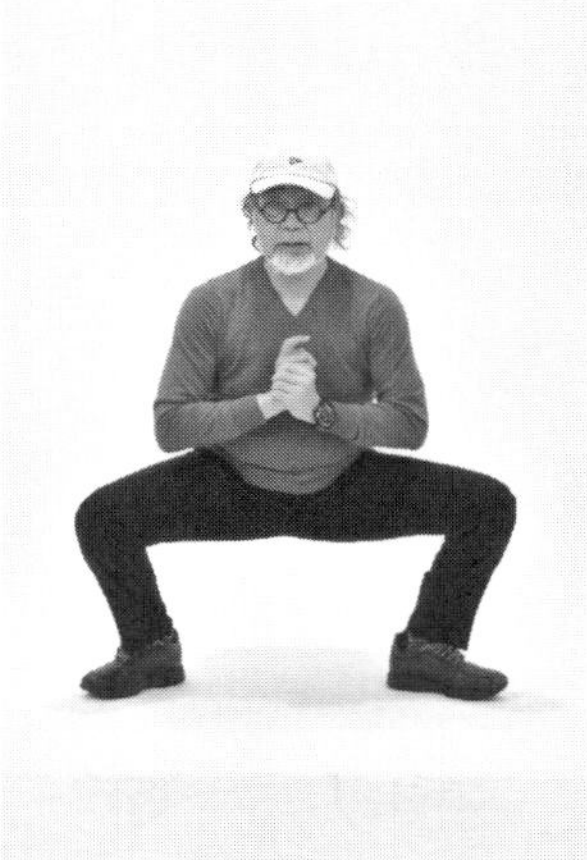

ワイドスクワット

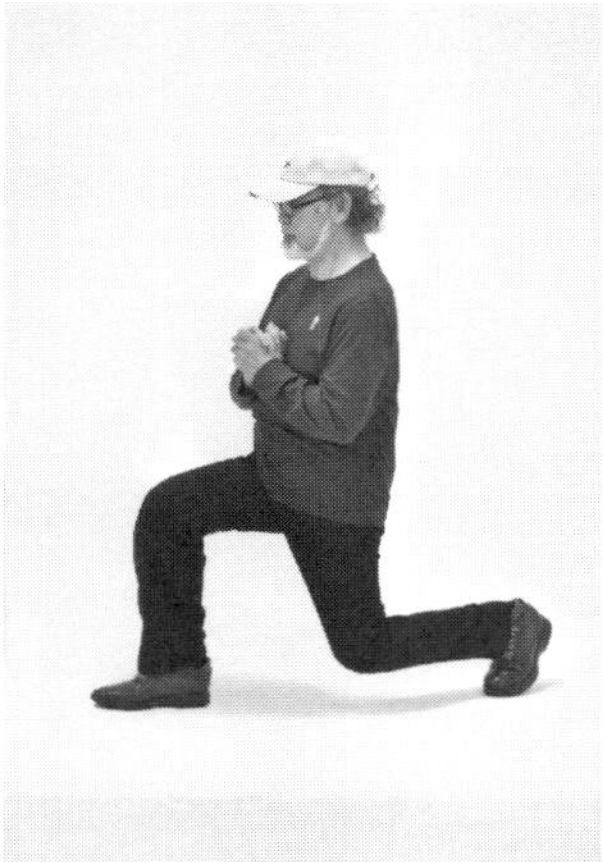

ランジ

なくなってしまう運動器の障害です。フレイルやロコモにならないためには、貯金よりも貯筋が大事。お金はもちろん大切なものですが、筋肉の方がもっと大事なのです。

80歳になっても歩いて外出するために

足を前に出すランジ（１０５ページ）や、大きく逆ハの字に足を開いてそのまま沈み込むワイドスクワットなどを一日10回×２セットやると、よい貯筋ができていきます。

２０２２年４月に日本の有名な医学会が連合をつくりフレイル・ロコモ撲滅のための「80ＧＯ《ハチマルゴー》」運動を宣言しました。これは、80歳になっても歩いて外出できるようにしようというもので、ぼくがずっと強調してきたことですが、まだまだ手ぬるい。ぼくは90歳になっても好きなことを楽しめる「90ＧＯ《キュウマルゴー》」を合言葉にしています。

A

「貯金」より「貯筋」でヘロヘロの予防を。
「ハチマルゴー（80ＧＯ）」から「キュウマルゴー（90ＧＯ）」へ！

Q 31 健康寿命を延ばす食べ物は？

繊維の多いものを食べる

寒天、野菜、キノコ

3人に1人ががんで死亡する時代

にんにく、キャベツ、しょうがががお勧め！

（米国立がん研究所）

にんにく・キャベツ・しょうがはがん予防の優等生

アメリカの国立がん研究所が1999年に「がんの予防に重要な野菜リスト」（デザイナーズフーズ）を発表しています。ピラミッド型のリストの頂点、つまり最も予防効果が高いのはにんにく、次いでキャベツ、しょうが、大豆、ニンジン、セロリ、明日葉などのセリ科の野菜です。セロリに含まれるピラジンという成分は血液をサラサラにして血栓をつくりにくくする作用があります。抗酸化力も高いので動脈硬化の予防にも効果的。体脂肪の蓄積を防ぐビタミン類も豊富です。炒めるとフェ

おススメの8つの食べもの

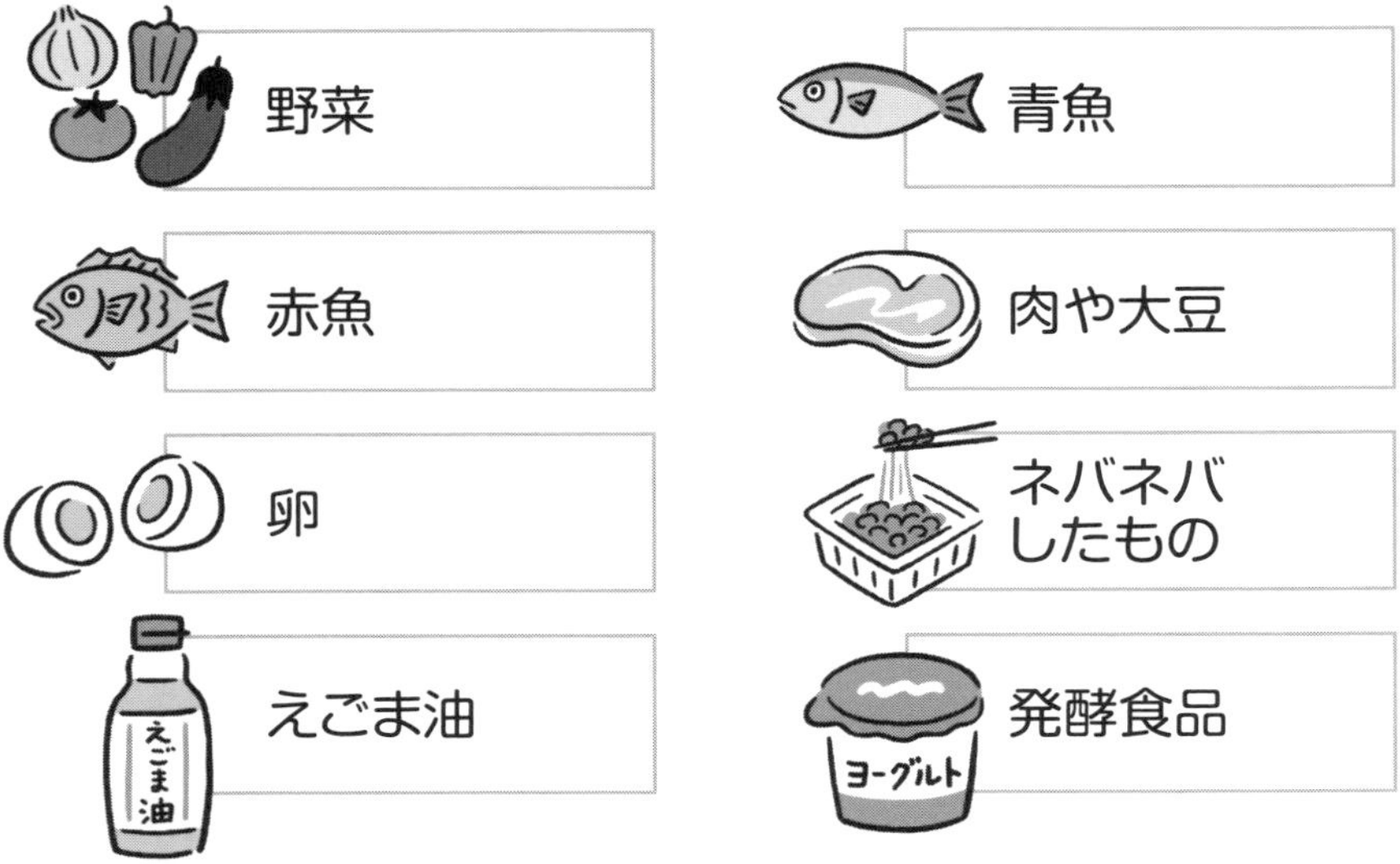

ノールカルボン酸という成分が出て活性酸素の発生を防いでくれるので高血圧予防にもなります。ぼくが住んでいる茅野市の隣にある原村ではセロリ栽培が盛んなこともあり、ミソとマヨネーズを混ぜるミソマヨをつけてモリモリ食べています。また、寒天・キノコ・野菜など繊維の多い食べ物は大腸がんの予防になります。

お寿司屋さんでは こんな食べ方を

しょうがも、ぼくは大好き。お寿司屋さんに行くと鮨を一貫つまむごとにガリを食べます。3回くらいはお替りします。ちなみに、サバやアジなどの青い魚を注文した後は、アスタキサンチンを含む赤い魚介、たとえば鯛、えび、イクラなどを頼みます。アスタキサンチンは血液脳関門という脳の関所を通過して脳の中で抗酸化力を発揮してくれます。抗酸化力が強く、認知症予防になります。

おススメの8つの食べ物

図表にある８つの食べ物をバランスよく毎日の食事に取り入れてみてください。野菜の量の目安は1日３５０グラムです。たんぱく質は、魚・肉・大豆（豆腐・納豆・こうや豆腐など）の他に卵をぼくは1日2〜3個食べます。納豆、おくら、山芋、海藻などのねばねばしたものをご飯と一緒に食べると血糖値の急な上昇を抑えてくれます。えごま油で血液サラサラ。チーズやヨーグルトなど発酵食品も忘れずに。これで健康寿命を延伸。

A

キャベツ、しょうが、にんにくは三種の神器！
プラス８つのおススメ食べものを、毎日の食卓に。

Q32 コロナ禍で運動が減り、甘いものを食べることが増えて血糖値が急上昇。どうすればいい？

大ショック！　血糖値がまさかの基準値超え

血糖値は糖尿病予防の重要な鍵を握っています。ＨｂＡ１ｃ（ヘモグロビンエーワンシー）という直近１～２か月の血糖値の状態を調べる検査があって、基準値は４・６～６・２％。これを超えると糖尿病の疑いがあります。メタボ検診では５・６を超えると特定保健指導を受けることになっています。あるとき、ぼくの数値が６・３と基準値を超えてしまいました。

「ネバネバ・ヌルヌル」食品は血糖値の上昇を防ぐ

食後に血糖値が上がる主な原因は糖質です。そこで、食生活の見直しを行いました。糖質をできるだけ減らすために、ごはんや麺類などの主食をこれまでの半量にしました。さ

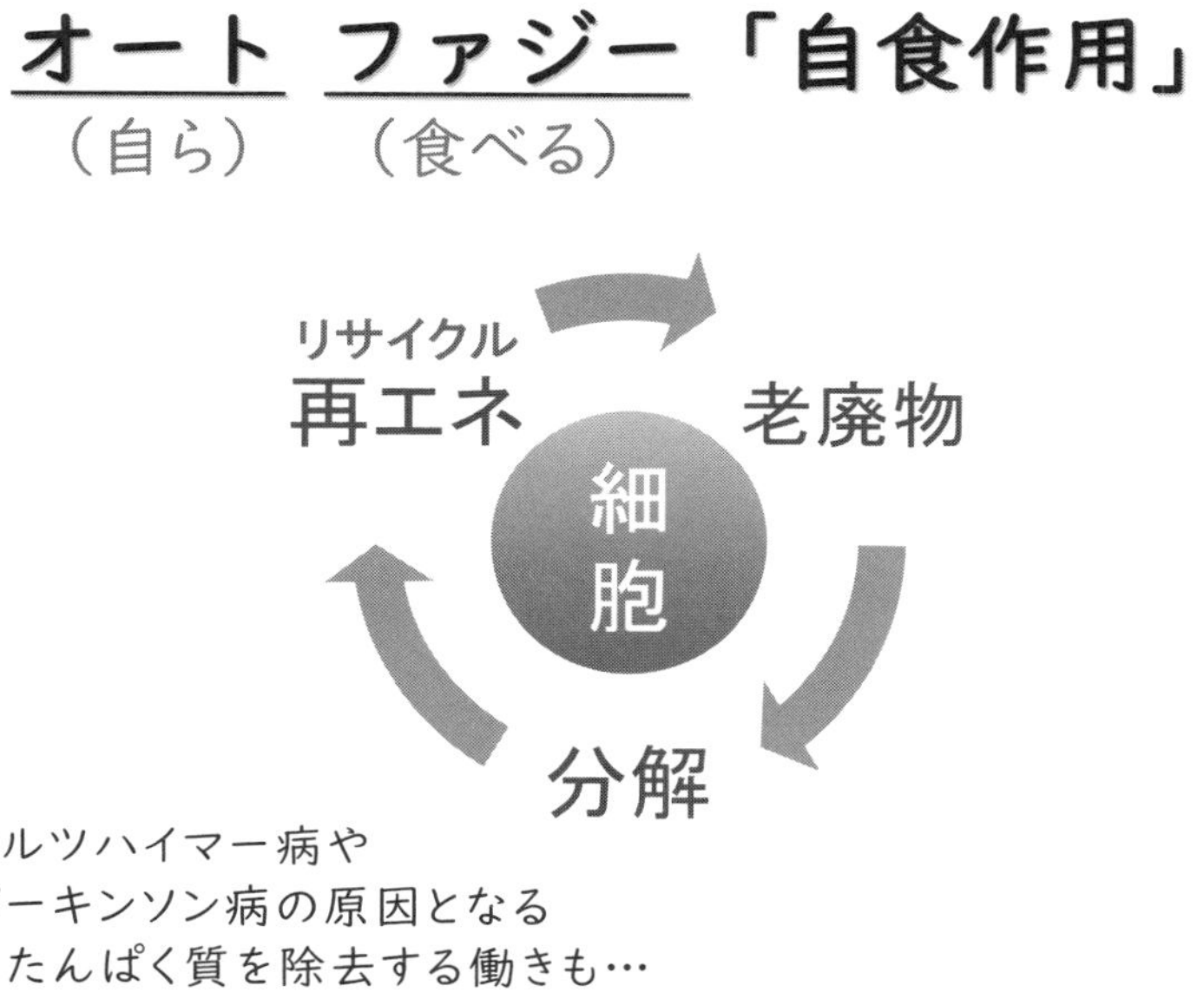

らに、血糖値の上昇を防ぐ「ネバネバ・ヌルヌル」の食べ物、たとえば刻んだオクラやモロヘイヤなどを納豆に混ぜて一緒に。もちろん、栄養のバランスを考えてたんぱく質と野菜はしっかり食べます。オートファジー（自食作用）を活発化させるために納豆のスペルミジン、アスタキサンチンが豊富な赤い食べ物、サーモンなどを食べるように心がけました。

軽い飢餓状態で オートファジーを働かせる

食べない時間を確保することも重要です。夕食を終えた後は、次の日の朝ごはんまで水分以外は一切口にしません。このように軽い飢餓状態をつくることでオ

オートファジーを利用して
健康になる➡「細胞の改新」

軽い飢餓	いい睡眠	食べ物
「食べない時間」を設定	オートファジーは寝ている間	スペルミジン（納豆）
午後9時までには食事終了	食べてすぐ寝ない	レスベラトロール（赤ワイン）
翌朝まで絶食12～15時間	適度な運動	アスタキサンチン（鮭の赤い色素）

鎌田の夕食は5時半

常に古く不要になった細胞を壊し、新しくしていくオートファジーを利用して、細胞の若返りをはかることが大事

オートファジーを活性化させるためにいいのは、納豆に含まれるスペルミジンと赤ワインのレスペラトロール、鮭の赤い色素アスタキサンチン、これを上手にとるといいでしょう。

オートファジーは寝てる間に起こるので、食べてすぐに寝ないこと。ストレッチをしたり体をあたためて睡眠の質を高めると、オートファジーが働きだします。

なんといっても大事なのは、「軽い飢餓」にすること。できるだけ夕飯は午後9時までには終了しておきたいものです。朝食までの間が11時間くらいとれると思います。サラリーマンの方は、11時間の軽い飢餓をめざしてください。病院を定年退職している鎌田は、夕食を17時半にして、朝6時半くらいに起きますが、運動と2時間ほど原稿書きをして9時に朝食を食べます。軽い飢餓時間が15時間です。

ートファジーが働き、細胞内の老廃物を分解・リサイクルしてくれます。

かつては、夜8時から9時くらいの間に口寂しくなって果物やアイスクリームをよく食べていました。今では、どうしても食べたいときは夕食直後に食べるようにしています。食べ方と食べるもの、食べる時間に注意すれば、食べる楽しみをあきらめる必要はありません。今では、ぼくの数値も基準値内に下がりました。

体にたまった体脂肪を燃焼させて、脂肪を減らしながら筋肉を増やすことが大事。そのために一番いいのは筋活や有酸素運動なのですが、オートファジーを利用すれば、まさに「寝るだけダイエット」になります。

できるだけ夜に空腹時間をつくることで、じゅうぶん体脂肪を燃焼させることができ、細胞内のリサイクルを活性化させることができます。そこまで時間をとれないサラリーマンの方は、職場へ行くときのウォーキングや会社で昼休み時間に自重筋活をすることで、体脂肪を燃やすことができます。

A

食べない時間をつくってオートファジーを働かせよう。夜のデザートを食べたいなら、夕食の最後に食べてしまう。

Q33 ペットボトルの蓋が開けられない！どこもかしこも筋力低下を感じます。

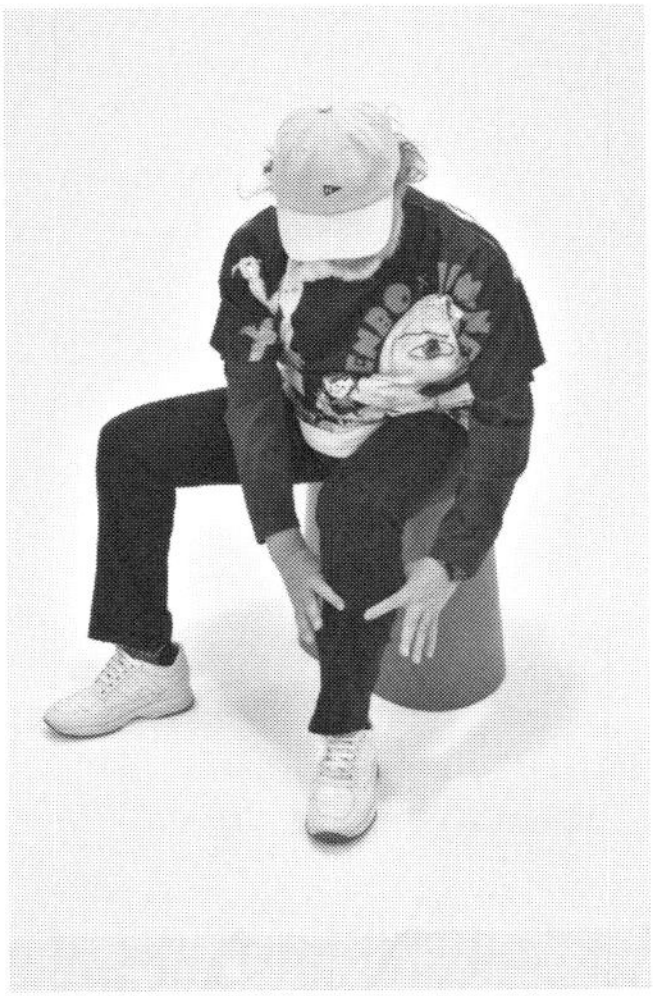

サルコペニアの指輪っかテスト

「指輪っかテスト」をやってみよう

上で示したような「指輪っかテスト」をみなさんもやってみてください（東京大学の飯島《いいじま》勝矢《かつや》教授の研究室が考案）。両手の親指と人差し指を合わせてふくらはぎのいちばん太いところをはさみます。輪っかに隙間ができた場合は、サルコペニア（加齢性筋肉減少症）になっている可能性があります。今はそうじゃなくても、ほうっておくと2、3年後にリスクがあります。スクワットやランジなどで下肢の筋肉の強化が必要です。

握力と寿命は関係する

カナダのマクマスター大学などの研究によると、握力が5キログラム低下すると死亡リスクが16％上昇すると言われています。

佐賀県で「がんばらない健康長寿実践塾」（通称鎌田塾）という取り組みを塾生約１０００人に行っています。スクワットやランジをすることでフレイル予防をしてきたのですが、コロナ禍の生活で男性は握力が37から34キロへ、女性は26から23キロへと3キロずつ低下をしました。これは全身の筋力の低下の前兆と考えました。

介護保険のお世話になる人には認知症や脳卒中が多いのですが、それよりも筋肉が減少するフレイルも多いことを忘れないようにしたいです。「鎌田塾」では、次のような運動をし始めました。

壁立てふせをやってみよう

握力が落ちると瓶詰めやペットボトルの蓋が開けられないなど日常生活の不便が増えて

外でもできる！ 壁立てふせ

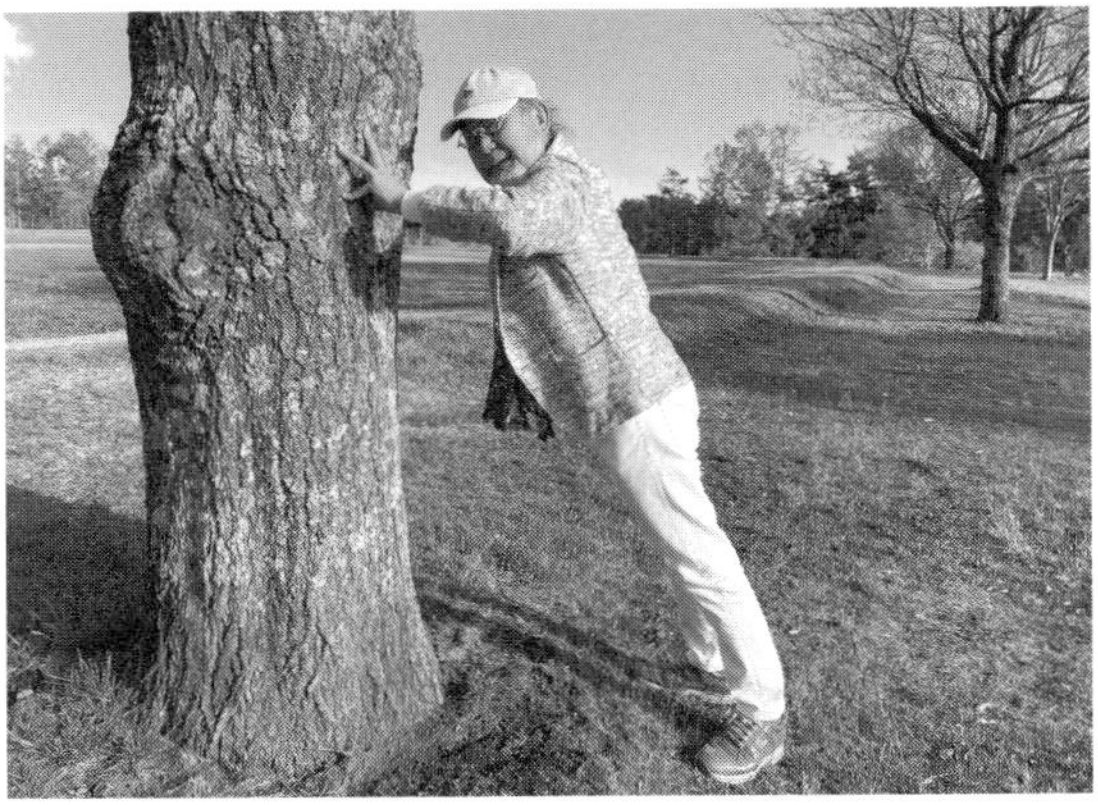

しまいます。指の力と腕の内側の筋肉を強化する「壁立てふせ」をご紹介します。

① 壁から30センチ程度離れて、壁に向かって立ちます。

② 壁に手を当てて、腕立てふせの要領で腕を曲げて深く体を沈めます。

③ 腕を伸ばして元の位置に戻ります。

これを10回1セットとして行ってください。楽にできるようになったら指を立ててやってみるのもいいでしょう。もちろん、床で腕立てふせができるという方は週に3回程度、10回1セットを続けるとさらにいいですね。

A

まずはサルコペニアのテストを。リスクを感じたらすぐに握力アップのトレーニングを始めましょう。

Q 34 フレイル対策！筋肉をふやす食事のコツは？

鎌田式 たんぱく質換算法

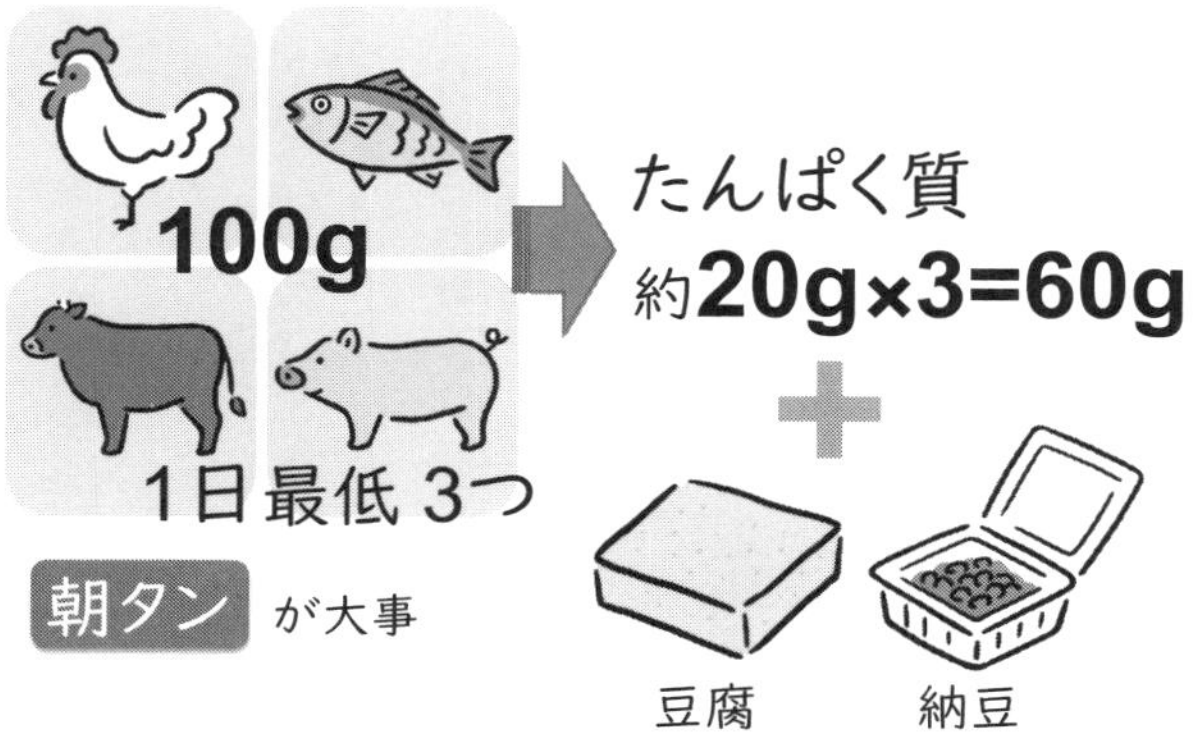

たんぱく質いっぱいの生活を

フレイルという筋肉の虚弱は、要介護状態になる確率を押し上げます。認知症や脳卒中よりも、ある意味怖いと言われているのがこのフレイルです。ぼくのモットーの一つ「貯金より貯筋」を思い出してください。

筋肉を貯めるためには体重（キログラム）×1・2の数値（グラム）のたんぱく質を毎日の食事でとることが大切です。

例）ぼくの体重は現在72キロ。計算しやすいように約70キロとした場合、
70×1.2＝84
84グラムのたんぱく質が必要だということです。

鎌田式たんぱく質換算法でざっくり目安をつかもう

計算をしたからといって、グラム単位まで正確に……などと考える必要はありません。鶏肉でも豚肉でも牛肉でも魚でも、だいたい１００グラムでたんぱく質は20グラムと考えましょう。これを、朝昼晩の食事で合計３つはとるようにします。これで、60グラムが確保できました。あとは納豆・豆腐・チーズ・ヨーグルト・牛乳などで補います。

ぼくはスープカレーが大好きで、レトルトのスープカレーをよく利用します。野菜はたっぷり増加させます。骨付きチキンも入っていますが、北海道の名店のトッピングメニューの真似をしてひきわり納豆をプラスする（とてもおいしい！）など、日ごろから「タン活」を心がけています。

こうや豆腐はタン活の〝飛び道具〟！

こうや豆腐は、実に優れものです。コレステロールや中性脂肪、血糖値を下げるレジス

こうや豆腐の栄養価・栄養分

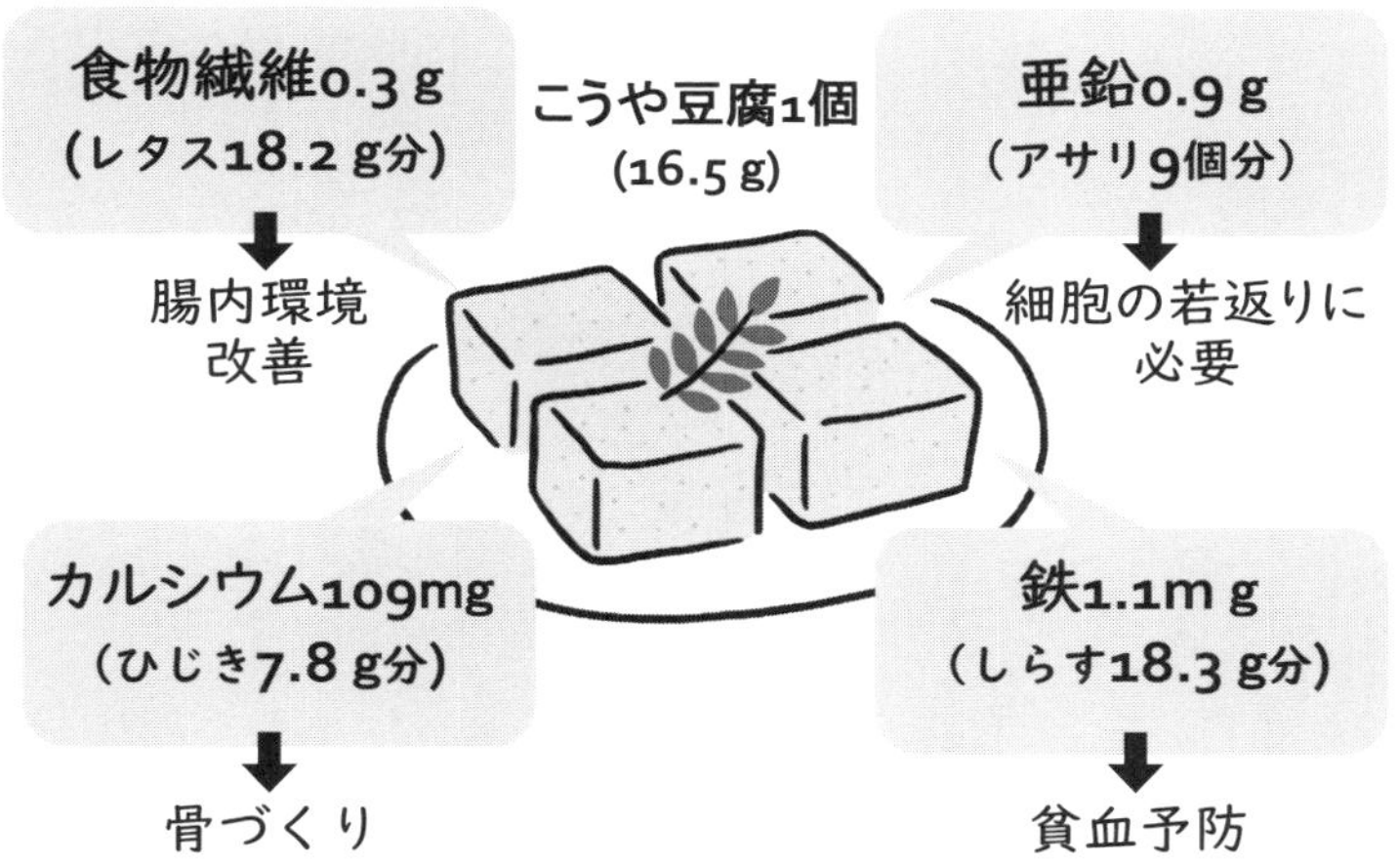

こうや豆腐

①高脂血症を防ぐ：レジスタントタンパク

②骨を強くする：大豆イソフラボン、カルシウム

③増血：鉄

④おいしい：肉に代わる食感

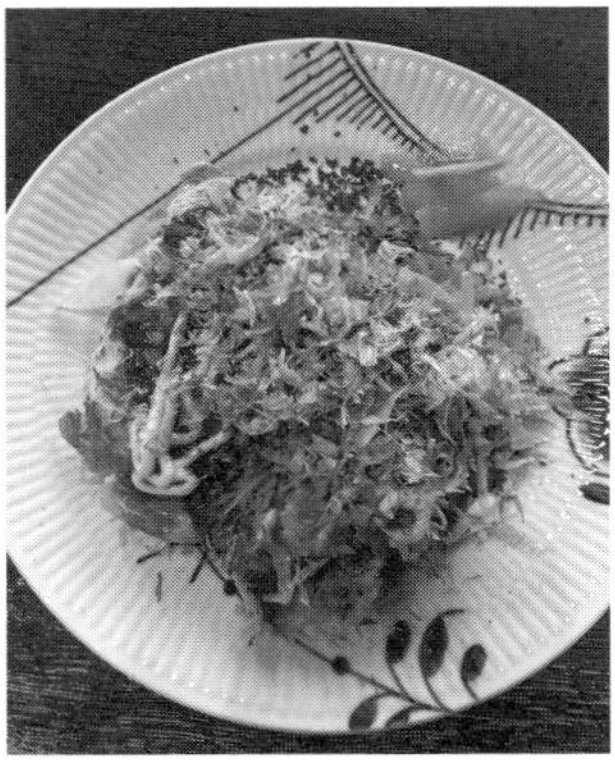

小麦粉を使わず、粉豆腐で作った
鎌田家のお好み焼き

タントタンパクが含まれているだけでなく、骨を強くするカルシウムや貧血を防ぐ鉄分も含まれています。さらに、新陳代謝を活発にする亜鉛まで。

ぼくが家でよく食べるのは、こうや豆腐から作られた粉豆腐を使ったお好み焼きです。小麦粉の代わりに粉豆腐を使って、豚肉や牡蠣など好きな食材を入れて焼きます。最近は粉豆腐のお好み焼きにひきわり納豆を入れる新メニューも開発。これもお気に入りのひとつになりました。鎌田家の焼きそばは、最近はひき肉を使わず、旭松食品の「新あさひ豆腐きざみ」という、こうや豆腐がひき肉のようになっているものを入れて作ります。実においしいです。たんぱく質がいっぱいで、脂質を増やさないので、コレステロールが高い人は、お好み焼きや焼きそばに入れて試してみてください。

「朝タン」が大事

日本人、特に忙しい人や若い人の朝ごはんは「軽め」の傾向があります。ヨーグルトだけ、バナナ一本だけといった具合です。でも、それではたんぱく質が足りない。ゆで卵を

Q34

A

たんぱく質がカギです。 世界から注目され始めたこうや豆腐や粉豆腐を上手に活用しよう。

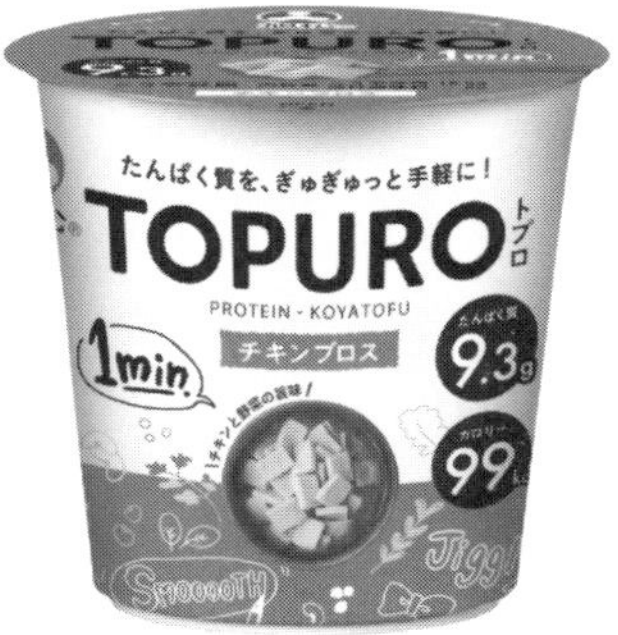

一つプラスしたりチーズやコンビニでも買えるサラダチキンなどを野菜と一緒に食べたりしてもらいたいものです。

手間や時間が惜しいという人にうってつけなのはお湯を注ぐだけですぐに食べられる「ＴＯＰＵＲＯ（トプロ）」というこうや豆腐のカップスープ。いろんな味があって飽きが来ません。ひとつでだいたい9～10グラムのたんぱく質がとれる優れものです。

朝ごはんでたんぱく質をとっておくと、日中に働いて筋肉を動かすことで筋肉づくりが促進されます。貯筋のためには「朝タン」が大事なのです。

Q35 シニアにとっての理想の運動とは？

座りっぱなしにならないように

体重が80キロになってメタボ危機になったときにぼくが実践したのが「１時間に２分は必ず立ち上がって運動をする」ということです。運動は、ぼくが常にお勧めしているスクワットやかかと落とし、ランジ等です。もしも３分間の時間があるなら「お手抜き速遅あるき」（28ページ参照）もいいでしょう。１分しか時間が取れないときは、「１分間ジャンプ」を。とにかく座りっぱなしはいけません。こまめに立ち上がって動きましょう。ぼくは、これで体重８キロ減、ウエストは９センチ縮まりました。骨密度も若い人に比べて１３０％高い〝骨太〟人間になりました。

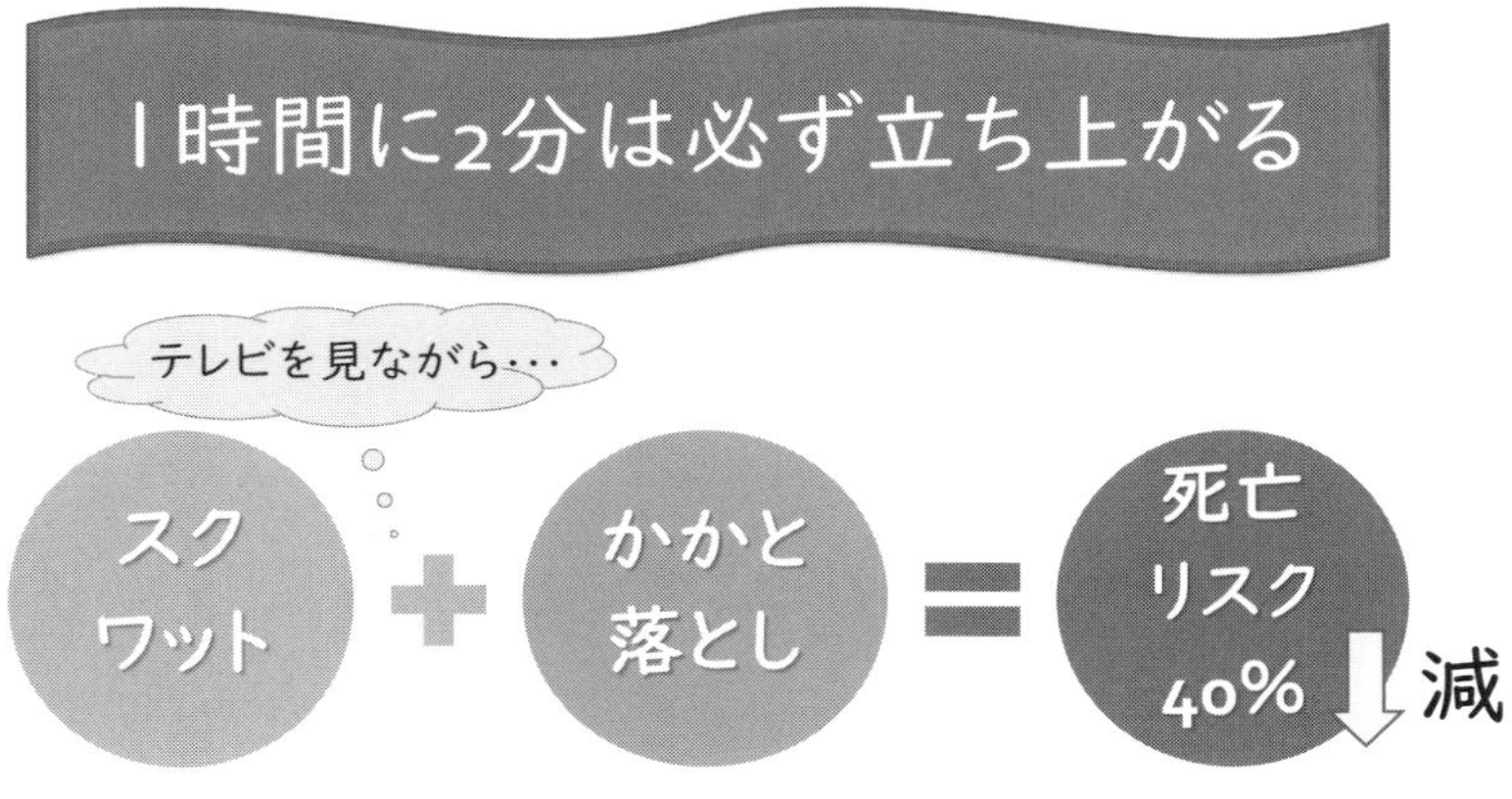

筋肉のためのゴールデンタイムを逃さないで！

筋肉運動をした後は、30分以内が筋肉のためのゴールデンタイムです。この間にゆで卵を食べたりプロテインを強化した牛乳を飲んだりするなどたんぱく質をとると「貯筋」ができます。

適切な食事と運動を実践することで、大好きな趣味のスキーで、急斜面をひらりひらりとノンストップで滑ることができるようになりました。

自分の体重を利用したスクワットやかかと落としで、筋力アップをしているうちに、血圧も血糖値もよくなり、ひざ痛や腰痛も起きなくなり、心房細胞という不整脈も起きなくなったので、ジムに通ってバーベルを使ったスクワットをするようになりました。なにくそホルモンが出るようになり、チャレンジングになったと思います。

筋肉はあなたを裏切らない

何度も書いてきましたが、90歳の壁を元気に越えて、命の最後まで日帰り温泉に行ったりレストランに出かけたり、芝居やコンサートを楽しんだりできるようにするのが鎌田式健康法。そのために必要なのが「貯筋」です。

40歳を超えると、一年ごとに1％の筋肉が減ると言われています。自然に任せておくと多くの高齢者はフレイルやサルコペニアになり、自力で自由に動けなくなってしまいます。たった今から「筋活」に目覚めてください。

A

くり返し言いますが「筋活」が大事です。最後の日まで、自由に自分の足で動けるように。

Q 36 自粛生活で外出が減り、老け込んだ気がします。元気が出る秘訣を教えてください。

外出が極端に減った

スポーツ庁が２０２２年10月に公表した体力測定の結果を見ると、高齢者の体力は過去10年で最低になっています。これは、コロナ自粛の影響で運動習慣が減少したことが大きな原因だと思われます。ニッセイ基礎研究所の２０２２年末の発表では、70歳代で外出頻度が週1日以下の女性の割合が、コロナ前の約９％からコロナ後は17％に増加しています。

佐賀県の女性が健康寿命日本一に

人との交流が少なくなると、意欲も低下します。また、外出が減ると食事内容が乏しくなり、筋肉が減少してサルコペニア（加齢性筋肉減少症）が起こります。

コロナ自粛中に悪化しやすい病気

- フレイル
- 認知機能低下
- 肥満
- 高血圧
- 高血糖

佐賀にある鎌田塾の塾生１０００人の行動調査を見ると、コロナ禍の3年間も外出回数は減っておらず、ウォーキングと筋活を自粛生活中も行っていた様子がうかがえます。たんぱく質をしっかりとるタン活も実践し、筋肉の減少はありませんでした。佐賀の女性が２０２２年に国民健康保険中央会の発表で健康寿命日本一になったのは、このおかげかもしれません。

コロナ自粛中に悪化しやすい病気はフレイル、認知機能低下、肥満、高血圧、高血糖。この５つに注意しながらコロナに負けない前向きな生き方をしていきましょう。

A

出かける！　人と会う！　そしてしっかり「筋活」を。これでフレイル、認知症予防ができ、元気が出てきます。

Q 37 コロナのストレスや「人生の壁」に負けずに人生を輝かせるにはどうしたらいい？

精神論だけでは限界が

人間のやる気や幸福感、絆やつながりを大切にする心にホルモンが大きく関係していることが、最近の研究で明らかになってきました。ホルモン至上主義という言葉もあります。心がけだけ、つまり精神論だけでは限界があるということです。人間の心に良い影響を与えるホルモンには、絆ホルモンと呼ばれるオキシトシン、快感ホルモンのドーパミン、幸せホルモンのセロトニンなどがあります。

「絆ホルモン」で健康になれる

カリフォルニア大学の論文に、自分にとってうれしいことをするよりも人に親切にする

うつに負けない

絆ホルモン「オキシトシン」

- 人に親切にする
- ペットを飼う

快感ホルモン「ドーパミン」

- 小さな目標をもって達成させる

方が慢性炎症を予防してくれるというものがあります。人に親切にするとき絆ホルモンのオキシトシンが出ます。また、ペットを抱くときにも絆ホルモンが出ます。これには抗酸化力があって慢性炎症を防いでくれます。ストレスにも強くなります。つまり、人や動物への思いやりが回りまわって自分の健康につながるのです。

誰かの役に立つということは生きるためにとても大切なことなのです。

「快感ホルモン」を利用して人生を輝かせる

ほめられると、快感ホルモンのドーパミンが出ます。テストの点がよかったときにほめられた子どもは「もっと勉強していい成績を取って、もっとほめられたい」と思うようになります。これも

Q37

ストレスに負けない

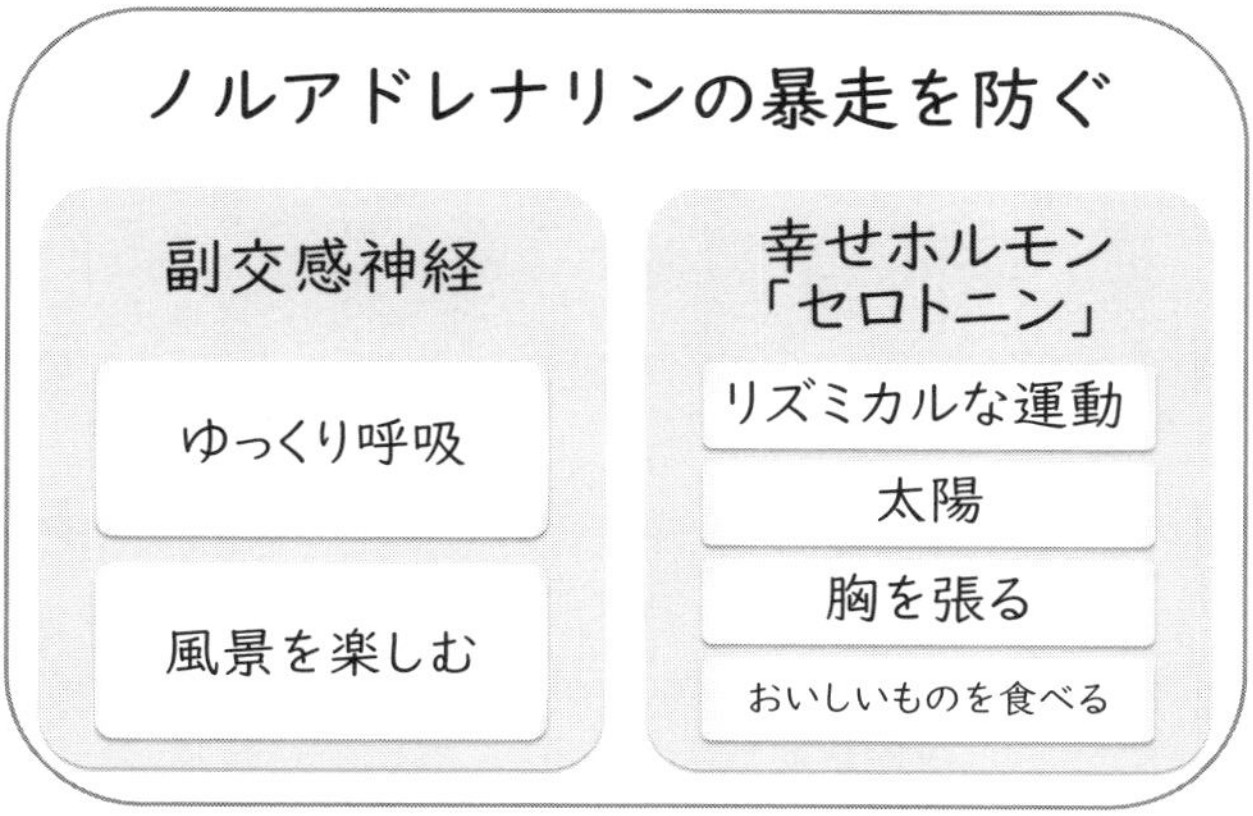

ドーパミンの効果です。自分で自分をほめてドーパミンを出すという手もあります。人間はみんな気持ちよくなれる快感ホルモンには弱いものです。上手に利用することでいろんなことがうまくいきます。

慢性腰痛を抱えている人はとても多いですが、その大きな要因にホルモンが関係していることがだんだんわかってきました。痛みの信号が脳に伝わるとドーパミンが分泌されます。そのドーパミンが幸せホルモンのセロトニンを分泌したり、痛みを緩和してくれるオピオイドという物質を分泌してくれたりします。

ストレスを減らし、普段から小さな目標を持って達成させる習慣をつけて快感ホルモンを出していることが、痛みから自由になる方法なのです。

「幸せホルモン」でストレスフリーに

傍から見ていると苦労が多いように感じられても、本人はいたって平気で幸せそうという人がいますね。きっと幸せホルモンのセロトニンの分泌がたっぷりあるのでしょう。お金がなくても幸せだと胸を張る人もいれば、お金はうなるほどあるのに何かに追い立てられて交感神経をピリピリさせて、夜も眠れないほどのストレスを抱えている人がいるのもホルモンのせいかもしれません。

「怒りホルモン」の暴走を防ぐ

怒りのホルモンはノルアドレナリン。このホルモンのブレーキ役になるのが幸せホルモンのセロトニンです。幸せを感じている人の方が怒りのコントロールがうまくできるようになります。コロナ禍で誰でもストレスが増強し、交感神経が優位になっているので、怒りのホルモンも暴走しやすくなります。副交感神経を刺激してあげるためには深呼吸が大事。38度くらいの少しぬるいお風呂にゆっくり入ったり、風景を楽しんだり、ゆったりとした音楽を聴いたりすることも怒りのホルモンの暴走を防いでくれます。

Q37

もっと心に「ホルモン」を！

人生を輝かせるために、もっとホルモンの分泌を促しましょう。リズミカルな運動をしたり、太陽にあたると幸せホルモンが分泌されます。また、セロトニンの材料になるトリプトファンは肉やチーズ、バナナなどのおいしいものに含まれています。

難しく考える必要はありません。赤ちゃんを抱っこしたり、ペットをなでたりするだけでも効果あり！　です。

これで絆ホルモンのオキシトシンが出るのです。先ほど説明したようにオキシトシンには抗酸化力があります。慢性炎症を防いでくれるのです。快感ホルモンのドーパミンを上手に利用して、生活の質を上げ、人生を面白くできるようになります。精神主義に陥らず、ホルモン主義という生き方があることを忘れないようにしましょう。

A

ホルモンが人間のやる気や幸福感に影響している。人生を変えるのは大変、ホルモンを出すのは簡単！

Q38 なにかと心配事の多いアフターコロナ時代を生き抜くには？

ぶんぶんアクセルを踏んで面白い人生を生きよう

脳内ホルモンのノルアドレナリンは戦うホルモンとも呼ばれます。人生を前向きに走っていくためには、このノルアドレナリンをガンガン出しながら、快感ホルモンであるドーパミンも同時に出してアクセルを踏むといいでしょう。

暴走で人生を台無しにしないために

ただし、注意しないとアクセルを踏むだけでは暴走の可能性があります。

快感だけを追い求めると手軽にドーパミンが得られるアルコールなどに頼ってしまい、依存症を起こすリスクもあることを知っておきましょう。アルコールやパチンコなどでも快感ホルモンが出るので、それに騙されてしまうのです。

Q38

脳内ホルモンを上手に使って
コロナ時代を生きぬく

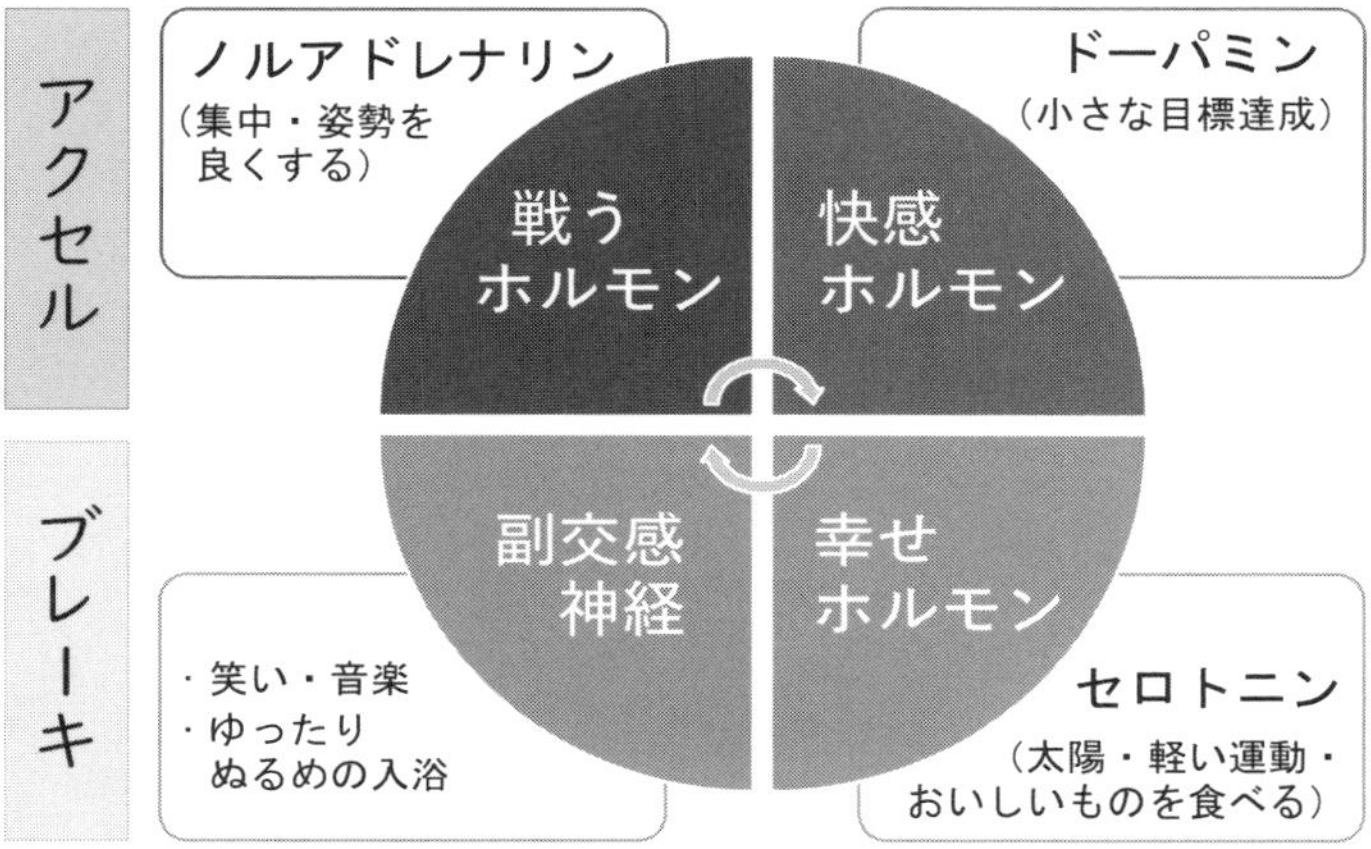

自律神経を刺激する

1日 1セット5回×2

胸式呼吸（胸開き抱きしめ呼吸）

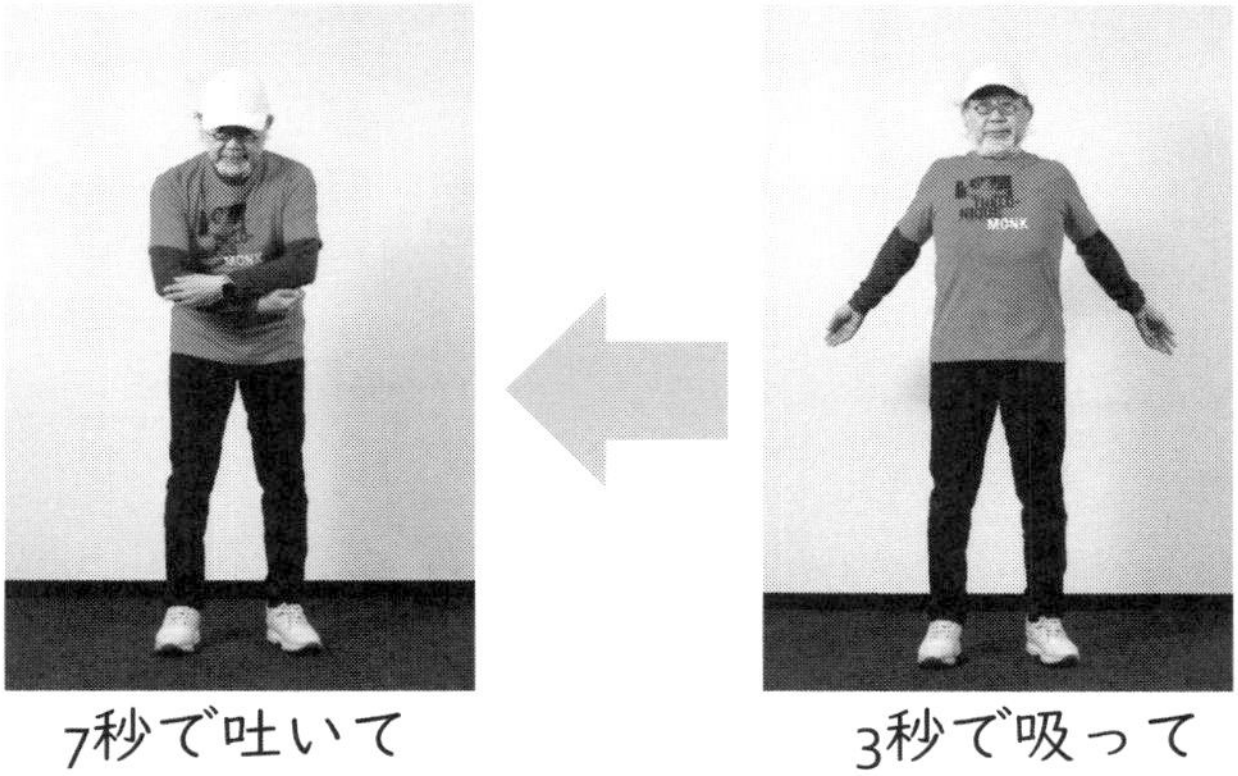

7秒で吐いて
肺の中の空気を出し切り
肩甲骨を離す

3秒で吸って
お腹を凹ませ胸を膨らませ
肩甲骨を寄せる

ブレーキをかけてくれるのは、副交感神経。心地よい音楽を聴いたり、笑ったり、ぬるめのお風呂にゆっくりつかったりするのがおススメです。

腹式呼吸で心を安定させ、胸式呼吸で人生にチャレンジを！

胸を大きく利用した胸式呼吸（１３３ページ参照）をすると、交感神経が刺激されて体と心に気合が入ります。気持ちが鬱々としがちな人は、胸式呼吸をときどきやってみるといいでしょう。

「絶対に負けたくない！」という試合前などにもおススメです。

自粛生活は人々のストレスを増大させました。アフターコロナ時代を生き抜くには、心を安定させる腹式呼吸（54ページ参照）と戦う胸式呼吸の両方ができるといいですね。

A

アクセル、ブレーキの上手な使い分けを。
そして、腹式と胸式2つの呼吸で人生をたくましく
チャレンジングに、おだやかな心で生き抜こう。

Q 39 この先、いつまで生きられるのかが気になります。

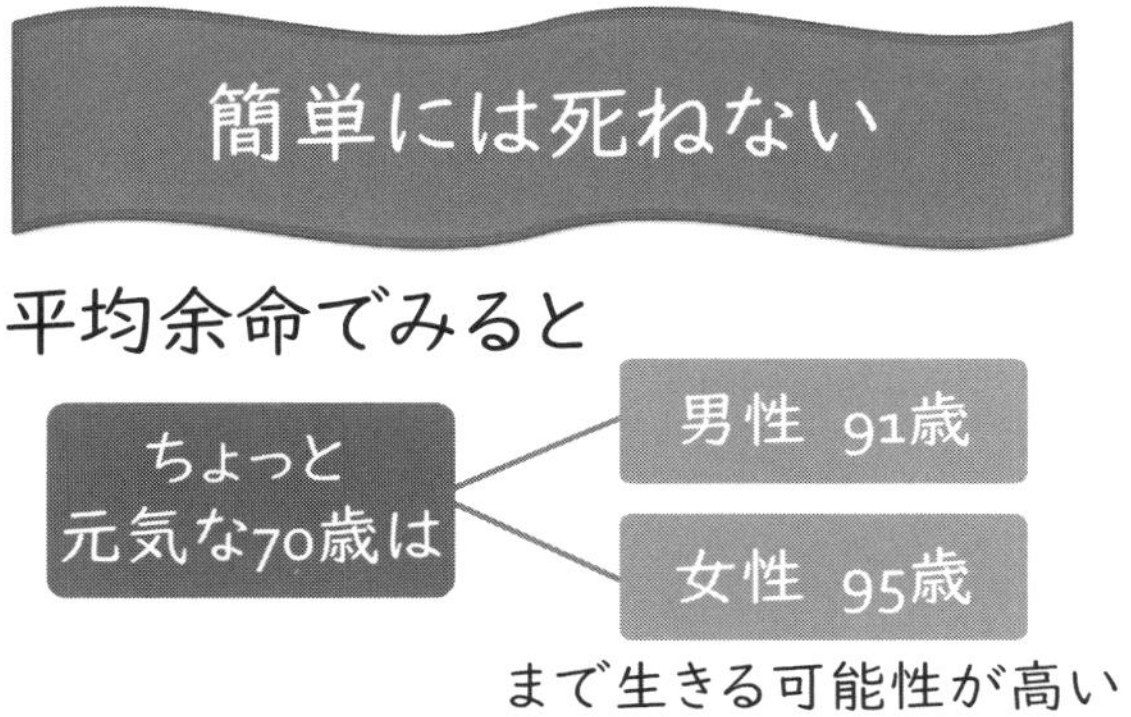

予想以上に長生きの時代、百寿者の多くは1日30分以上体を動かしている

今、70歳くらいで元気に過ごしている人は、平均余命が男性は21・１年、女性は25・３年ほどあります。多くの人が長生きする時代になりました。「ちょっと元気な70代」の女性は95歳近くまで生きるというデータもあります。すごいですね。

センテナリアンと呼ばれる百寿者は２０２２年に９万５２６人になりました。うち９割が女性です。

センテナリアン（百寿者）

100歳以上の高齢者と平均寿命の推移

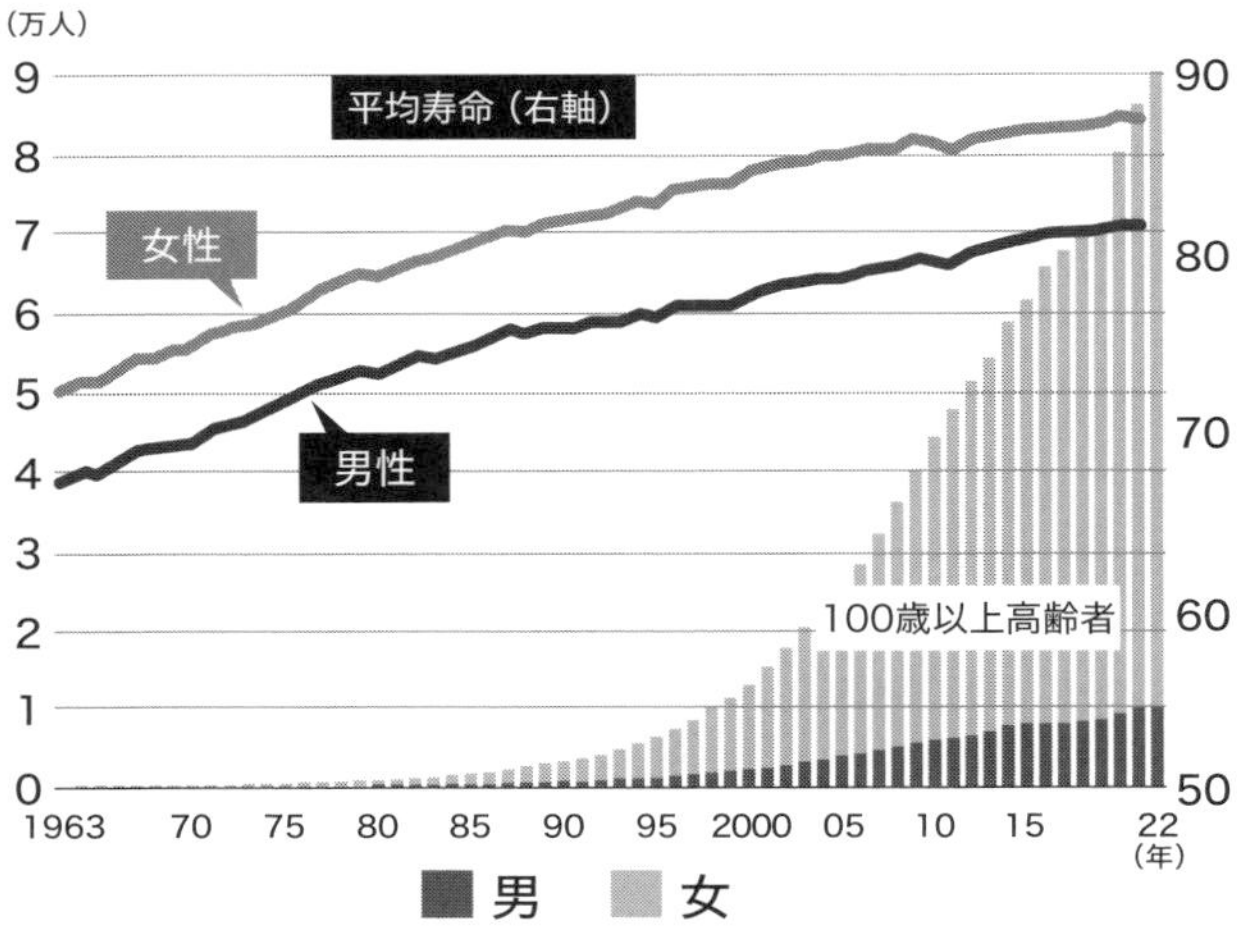

・センテナリアン
90526人
（2022年　日本）

・9割が女性

・スーパーセンテナリアンも！
（110歳超）

長生きの人の3つの力

【100歳以上の元気な人】

① 85%が、睡眠時間９時間以上とっている

→睡眠力が強い

② 6割が、1日30分以上、体を動かしている

→運動する意思の強さ　100歳でも運動！

③ 3割が、デジタル機器の使用経験がある

→新しいものが好き　好奇心が強い

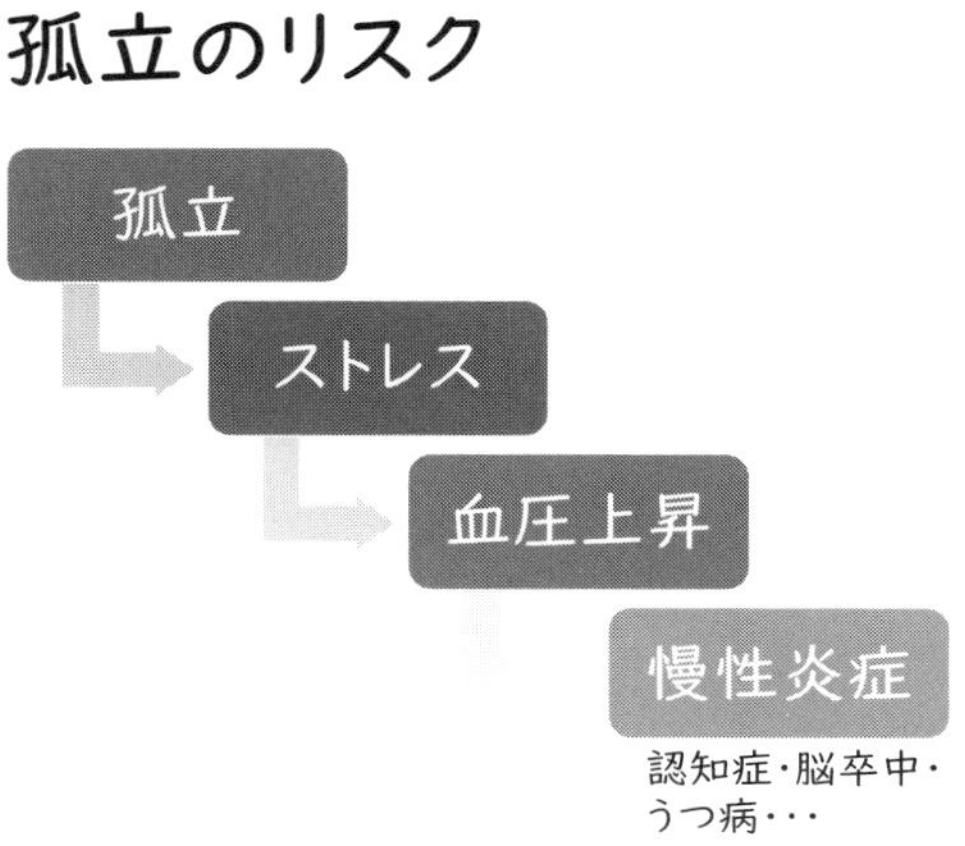

その多くの人に共通するのが、ラジオ体操やウォーキングやストレッチなど、一日30分以上体を動かしているということと、睡眠を9時間以上しっかりとっていることです。

百寿者は体力がないので、9時間以上寝て体力の回復を図っているものとみられます。若い人は睡眠時間は7時間前後を目標とするのが適切です。6時間以下になっても8時間以上になっても問題が出ますので適度な睡眠時間を持つようにしましょう。運動することが睡眠を促し、健康を保つよい循環ができている可能性があります。

孤立しないようにしよう

孤立するとストレスは増えると言われています。そして血圧が上昇、慢性炎症が起きて、結果として認知症や動脈硬化による脳卒中、心筋梗塞、うつ病などになる比率が高くなります。孤立しないことが大事です。

ぴんぴんひらりと90歳の壁を越える

80歳から84歳では介護や支援が必要な人は26・4%ですが、85歳以上になると急に増えて約6割（59・8%）の人が要介護・要支援になります。介護保険のお世話にならないで90歳の壁を「ぴんぴんひらり」と元気に越えていくためには、鎌田式「速遅あるき」をすることと「タン活」でたんぱく質いっぱいの食事をとること、そしてスクワットやかかと落としで「筋活」をすることが大切です。

長生きしたくないと思ってもちょっと元気な人は90歳の壁を越えていくのです。90歳を越えると男性の2人に1人、女性はなんと3人に2人が認知症になると言われています。認知症にならないためには幅広歩行を60歳くらいから心がけておく必要があります。

A

70歳まで元気な人は、簡単には死ねません。元気に90歳の壁を越えるために「筋活」と「タン活」を！

Q 40 健康のまま長生きするために大切なこととは？

健康長寿の５か条

- 野菜
- たんぱく質
- スクワット
- ウォーキング
- 楽しく生きる

命の長さよりも「自由にやりたいこと」をやれる体と心を目指す

ぼくが長年にわたって勧めてきた鎌田式健康法は、いくつになっても死ぬ間際まで、1か月に一度くらいは日帰り温泉を楽しんだり、お気に入りのレストランに好物のかつ丼やうな重を食べに行けたりすることを目指しています。むやみに「長生き」を目指すよりも、自由にやりたいことができる体と心をどうつくるかをずっと考えてきました。

健康寿命をのばすのに大きく影響しているもの

米ブリガムヤング大学の研究

①社会とのつながりの多さ

②太りすぎない

③運動する

④酒を飲み過ぎない

⑤たばこを吸わない

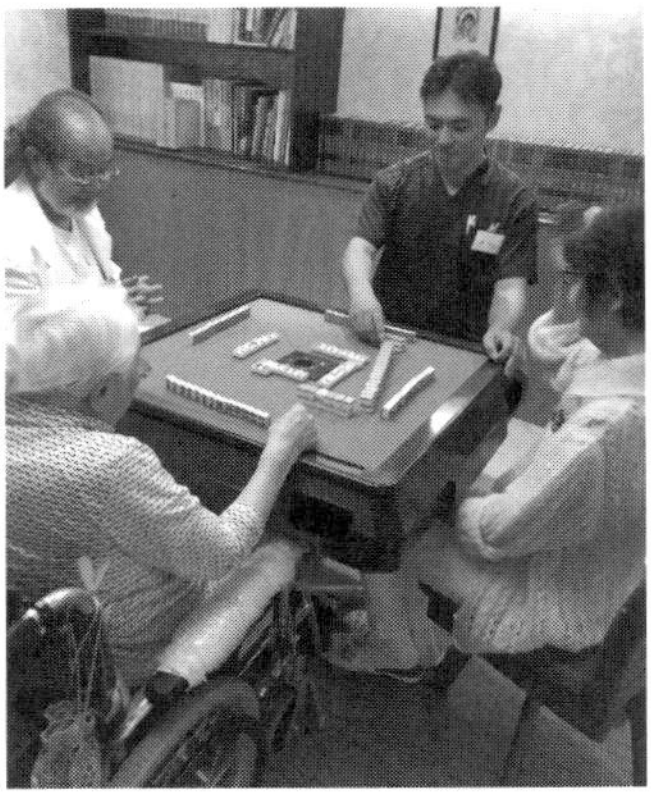

103歳と96歳のマージャン

ぼくの知人の１０２歳の男性は、ラーメンを食べた後に、若い人がラーメンライスを食べているのを見て「俺にもライスをくれ」と言いました。近所の人との将棋では5回に4回は勝つそうです。

１０３歳と96歳の女性が「麻雀をやりたい」と言い出して、主治医の先生からメンツが足りないからと誘われて参加したことがあります。こういう元気で好きなことを楽しんでいる高齢者が、ぼくは大好きです。

社会とつながることが大切

米ブリガムヤング大学の研究によると、健康寿命を延ばすことに大きく貢献しているのは禁煙・適正な酒量・運動・太りすぎないことだということです。そして、それよりももっと効果が大きかったのが「社会とのつながりの多さ」です。毎日楽しんで社会とつながることが大事です。

次に来る世代を大切にする

２０１５年には子供が１００万人生まれていたのに、２０２２年には79万人台に減少しました。人口減少はこの国のＧＤＰを低下させ、経済大国から経済小国へ落下していく始まりになるという危機感を持っています。

２０２２年の夏、他の２人と共同代表になって子ども・子育て市民委員会をつくりました。子どもが生まれない国になっていけば、いずれ消費は落ちＧＤＰは下がり生産人口が足りなくなります。介護保険制度を支えることもできなくなり、医療の国民皆保険制度もひび割れが起きてくるでしょう。74歳最後の社会への恩返しと思って、子ども子育て支援のためにさらに6兆７０００億が必要だと訴え始めました。マスコミも政治も大きく流れを変え始めました。日本をあったかくて強い国にしたいと心から思います。

ウクライナの子どもを支えたい

２０２２年2月プーチンがウクライナにロシア軍を送り侵略を始めました。すぐにウクライナの子どもたちの支援を開始し、1年間で約９０００万円の寄付金を集めました。イ

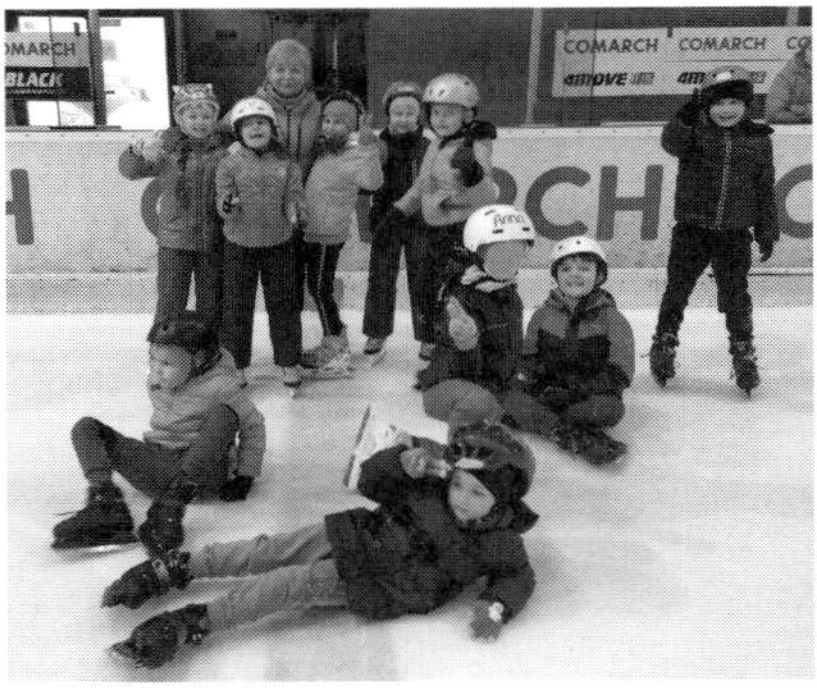

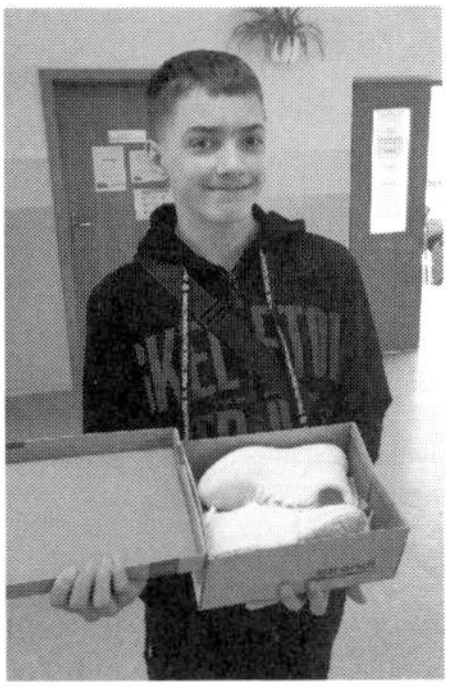

A

毎日好きなことを楽しんで、積極的に社会とつながって、人生をおもしろがる。

ンターネットを使って子どもたちに何が欲しいか、何があったら少し嬉しくなるかと聞きました。初めは勉強道具、次は運動靴でした。ウクライナからポーランドに避難してくるとき、みんな運動靴を持ってこられなかったのです。ポーランドの小学校に通うための運動靴が欲しいというので85足をすぐにプレゼントしました。

冬になるとポーランドの学校では体育の時間にスケートがあります。スケート靴なんて誰も持っていません。これも、すぐにプレゼントしました。不条理な戦争に巻き込まれている子どもたちに少しでも手を差し伸べてあげたいと思います。これがぼくにとっては「楽しみ」の、健康的な生き方です。

Q41
最近感動することもなく、日々が単調。何のために生きているのか、とふと思います。

鎌田式健康法が目指すもの

生きていると、辛いことも起こります。絶望することもあるでしょう。そんなとき、もう一度幸せをよみがえらせるためには何が必要なのでしょうか。ぼくが長い間進めてきた健康づくりは、長く生きることだけを目指しているのではありません。人生の最後の日まで、その人らしく幸せや喜びを感じて生きていってほしいという願いが、活動の土台にあります。それこそが、鎌田式健康法なのです。

最後まで守りたい2つのこと

「守り続けたいこと」というテーマで講演で話すことも多いのですが、ぼく自身が守り続

「1%の力」

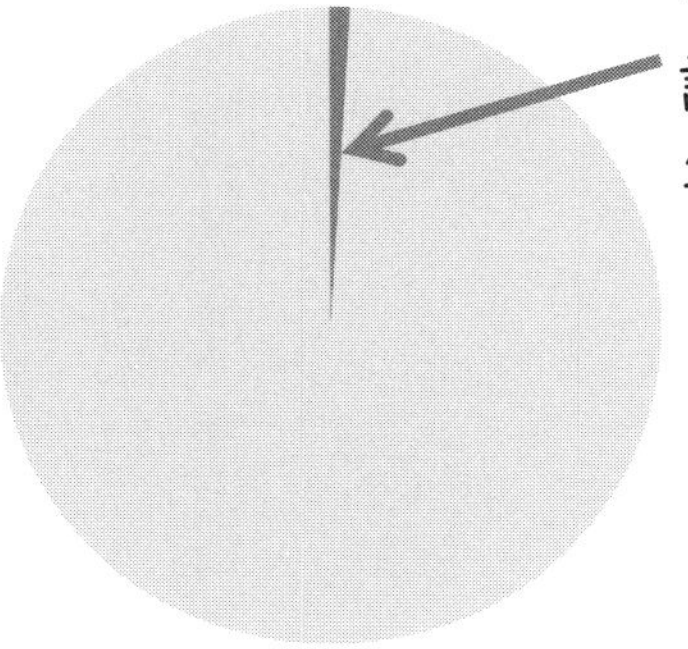

健康的に生きられる

守り続けたいこと

① 自分の命は自分で決める

② 誰かのために手を差し伸べる

人間としての尊厳のために

けようとしていることが2つあります。一つは、自分の命は自分で決めるということ。もう一つは、最後まで誰かのために手を差し伸べるということです。

命の仕舞い方を決めておくことは家族への最大の贈り物

今は元気な人でも、いつか死が近づいてきます。延命治療の可否や範囲については家族や周りの人たちに伝えておきましょう。そうじゃないと、家族が思い悩んだり苦渋の決断をしたりすることになってしまいます。大切な人の想いを尊重したいという気持ちを損ねないためにも大切なことです。あなたが決めたことで家族は納得します。子どもにすべてを任せてしまうと、万が一のときに、ついつい延命治療を申し出ることが多くなります。

逆に延命治療はいらないと家族に決断させてしまうと、それもまた後悔になるのです。あなたが決めてそれを話したり紙に書いたりしておいてあげることが、残された人たちへの最大のプレゼントです。

誰かのために自分の時間を使うことで人生はより豊かになる

ぼくの患者さんで80歳のおばあちゃんがいました。乳がんが肺に転移して、苦しそうに酸素を吸いながらリハビリをがんばっていました。「苦しいならがんばらなくてもいいんだよ」と声をかけると、「どうしてもやりたいことがあるからがんばる」という答え。そのやりたいこととは、一度でいいから家に帰って梅を漬けたいという願いでした。まさに「自分で決めた」答えに、ぼくも納得。

そのおばあちゃんは、願いをかなえて梅を漬けるためだけに最後の帰宅を果たしました。家族や親戚総出で漬けたということです。

「この梅干しが熟す頃には、私はもう生きてはいない」とわかっていながら、子どもや孫や近所の人たちが食べてくれたらうれしいと、晴れ晴れとした顔で語ってくれました。人が存在する意味をまっとうした、あっぱれな生き方だったと思います。

毎日が単調になり何のために生きているのかわからなくなったとき、1%の力を信じてみてください。たった1%だけ誰かのために生きてみる、誰かのために生きていると、回りまわって自分が元気になってきます。できるだけいろんなことを自分で決めるよう習慣づけてみましょう。自分流にこだわって生きてみてください。肩の力を抜いてね。

A

99%は自分のため、1%は誰かのために生きる。
自分の命は自分で決めよう。

Q 42 中年から老後の不安を乗り越え、人として成長し続けるには？

空の巣症候群

ミッドライフクライシスという「中年危機」は8割の人が体験すると言われています。人生の頂点が見えてくるのがこの時期で、「俺は課長どまりだな」と感じたり、子育てに懸命に取り組んできた女性は、子どもたちが巣立って「空《から》の巣症候群」になってしまったり、この先何をしたらいいのかが見えなくなってしまうのです。この時期は、また、生活習慣病が始まる頃でもあり体調への不安も重なります。

中年危機からの「ソロ立ち」

ぼくがぜひみなさんに勧めたいのは、趣味や生きがいを持つこと、そして、孤立しない

8割の人が体験

ミッドライフクライシス（中年危機）

- 生活習慣病のはじまり
- 空の巣症候群
- 人生の頂点が見える

➡

- 貯筋
- 生きがい
- 趣味
- 孤立しない

カマタの中年危機
➡ソロ立ち

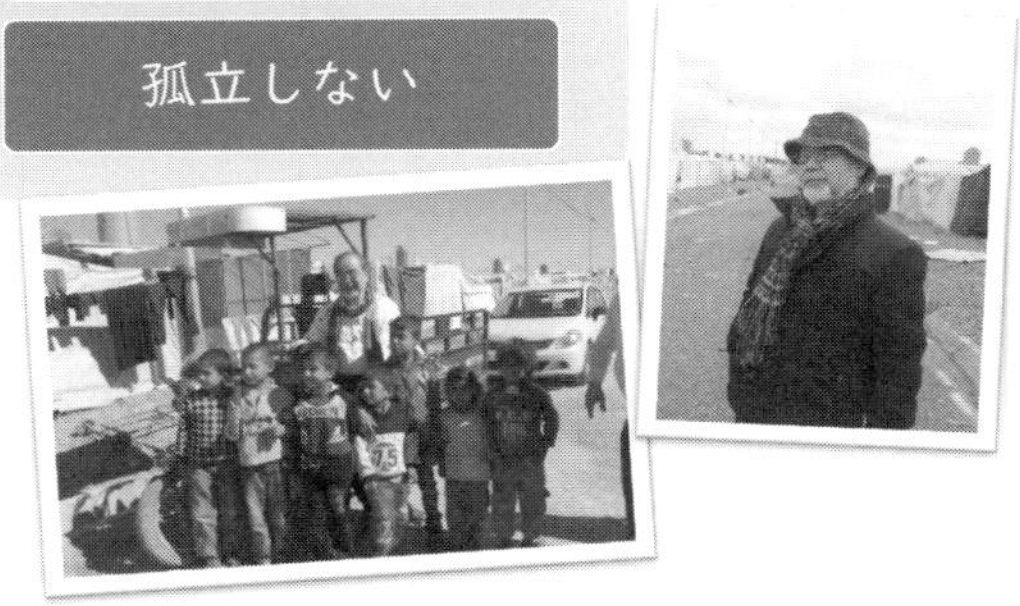

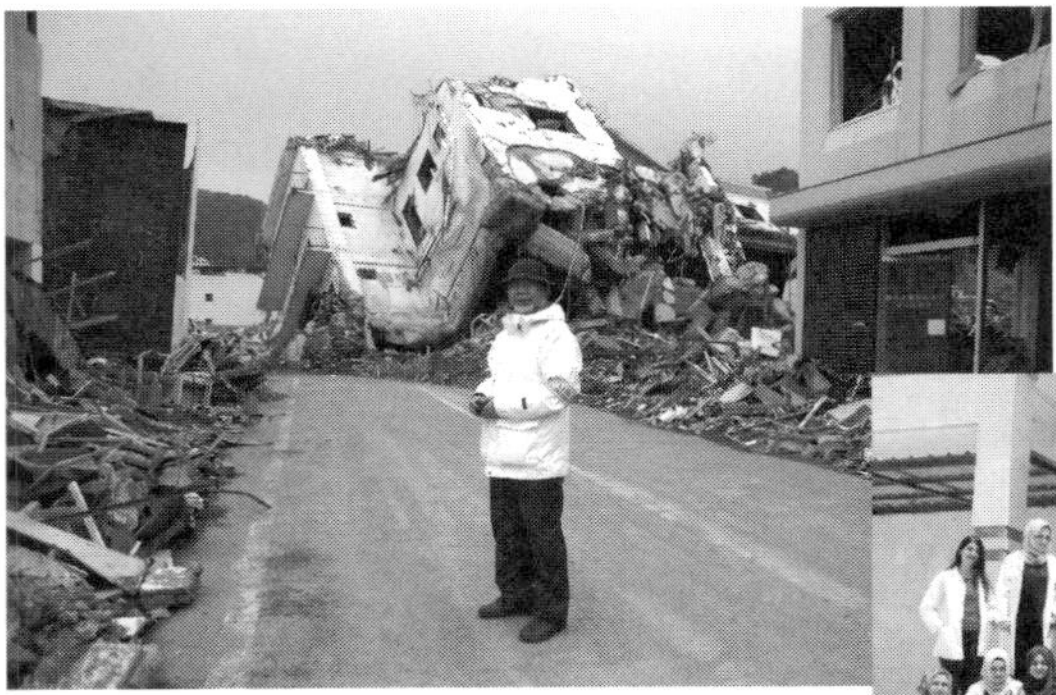

被災地支援

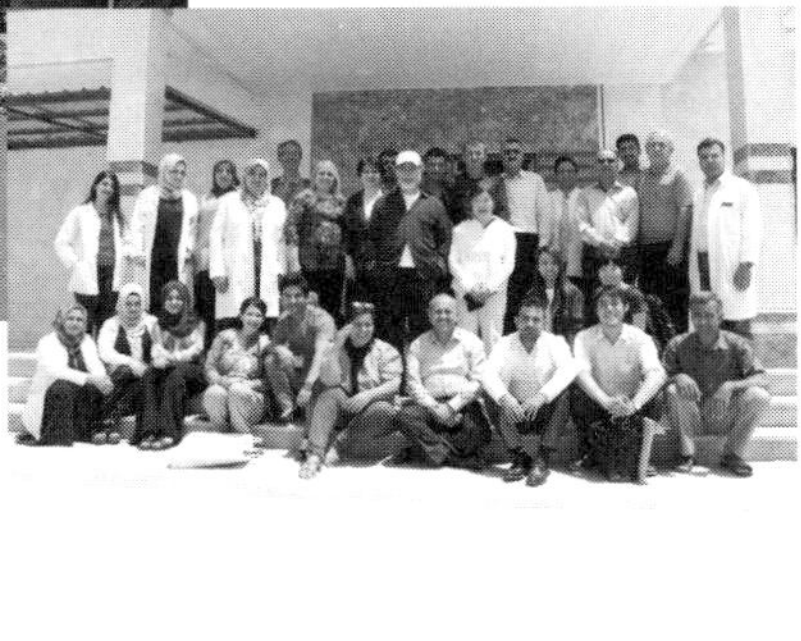

イラク難民キャンプに
5つの診療所をつくった

Q42

自分を成長させるために 本 映画 絵本 の力

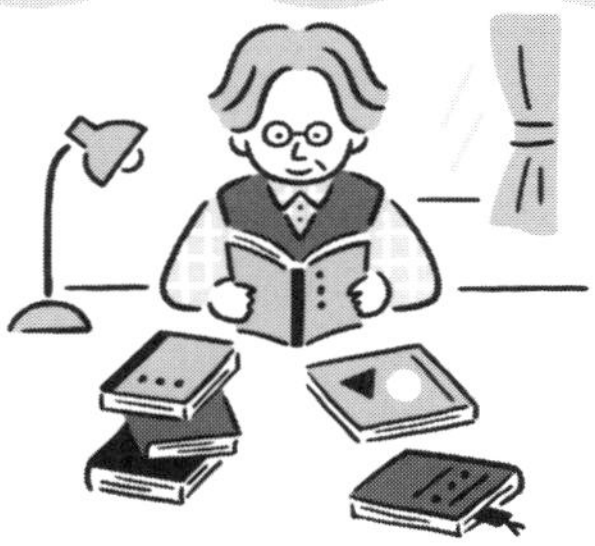

ことです。ぼく自身は、もう31年前になりますが日本チェルノブイリ連帯基金をつくって放射能汚染地域の子どもたちを救ったり、イラク難民キャンプや日本の被災地にも飛んで行って支援をしたりするなどを始めて、それまでの生き方を変えました。中年危機を逆手にとっての自立です。ぼくはそれを「ソロ立ち」と命名しました。

自分を成長させるための本・映画を

昔読んだ本をもう一度読んでみてはいかがでしょうか。ヘミングウェイの『老人と海』『キリマンジャロの雪』、川端康成の『雪国』など、ぼくはとても好きです。ガルシア＝マルケスの『百年の孤独』は人間という生き物の複雑さがわかります。中上健次『千年の愉楽』は、どう生きてもいいんだと元気が出る作品です。青春を思い出したいなら三島由紀夫の『潮騒』もいいですね。

本を読む人は2年近く寿命が長い

読むのがおっくうになった人は、オーディオブックを活用しましょう。月会費を払えば聞き放題というサービスもあります。米イエール大学の研究によると「本を読む人は２年近く寿命が長い」そうです。

自分の好きな時間に好きな映画を〝選んで〟見るというのも、とても大事です。テレビから一方的に流れてくる再放送ドラマばかりをダラダラ見続けないようにと、自分では心がけています。

久しぶりに絵本を手に取ってみるというのはいかがですか。本屋さんや図書館に出かけてみましょう。自分の好きな絵本を一冊持っておくというのも、とても素敵なことです。

A

趣味を広げ、生きがいを見つけましょう。昔読んだ本や観た映画をもう一度楽しむのもおススメです。

Q 43 人生100年時代、価値ある生き方とは？

「親切」は慢性炎症を防ぎ、老化を防いでくれる

ニュージーランドのアーダーン首相（当時）はコロナ禍の中で国民に互いの距離を保つように伝えた後、「Be strong, be kind（ビー・ストロング、ビー・カインド）」と呼びかけました。「強く、そして、やさしく親切であれ」という意味です。

人に親切にするとオキシトシンという絆ホルモンが出ます。これは、フリーラジカル（活性酸素）を低下させて、体の酸化（錆びつき）を防いでくれます。酸化は老化の元なので、やさしい気持ちを持つことで老化を防ぐことができるのです。

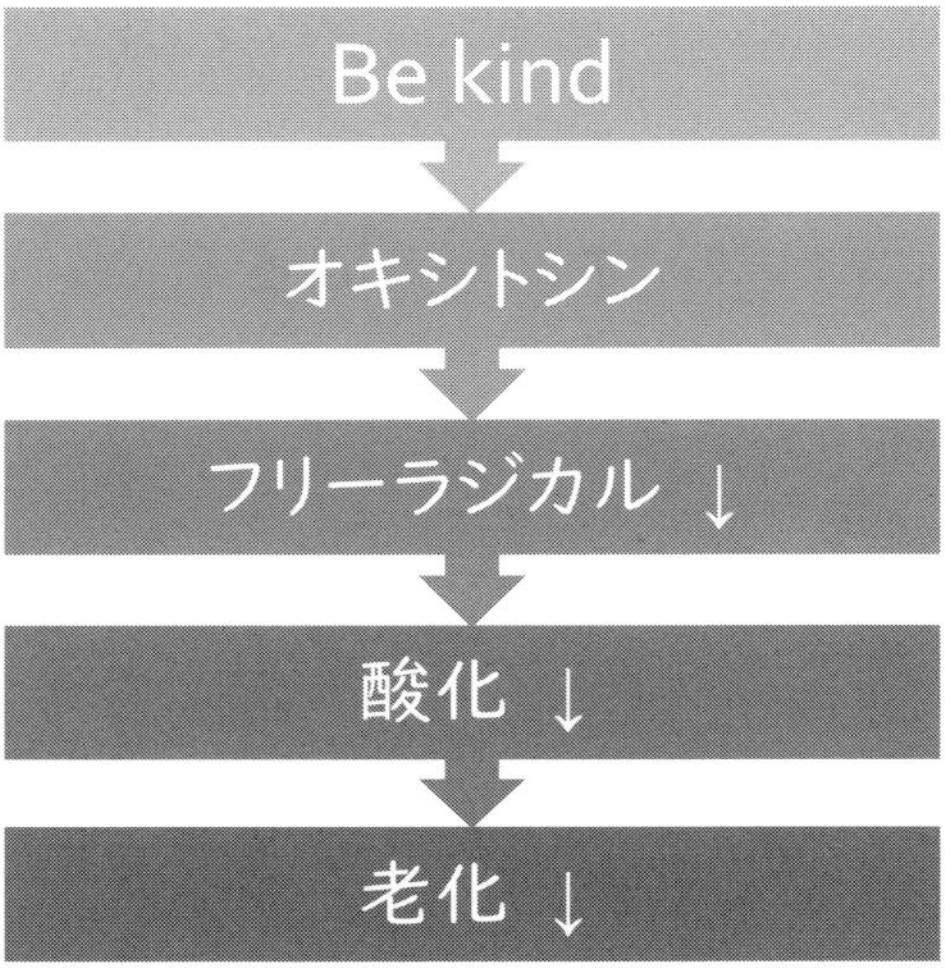

ニュージーランド　アーダーン元首相

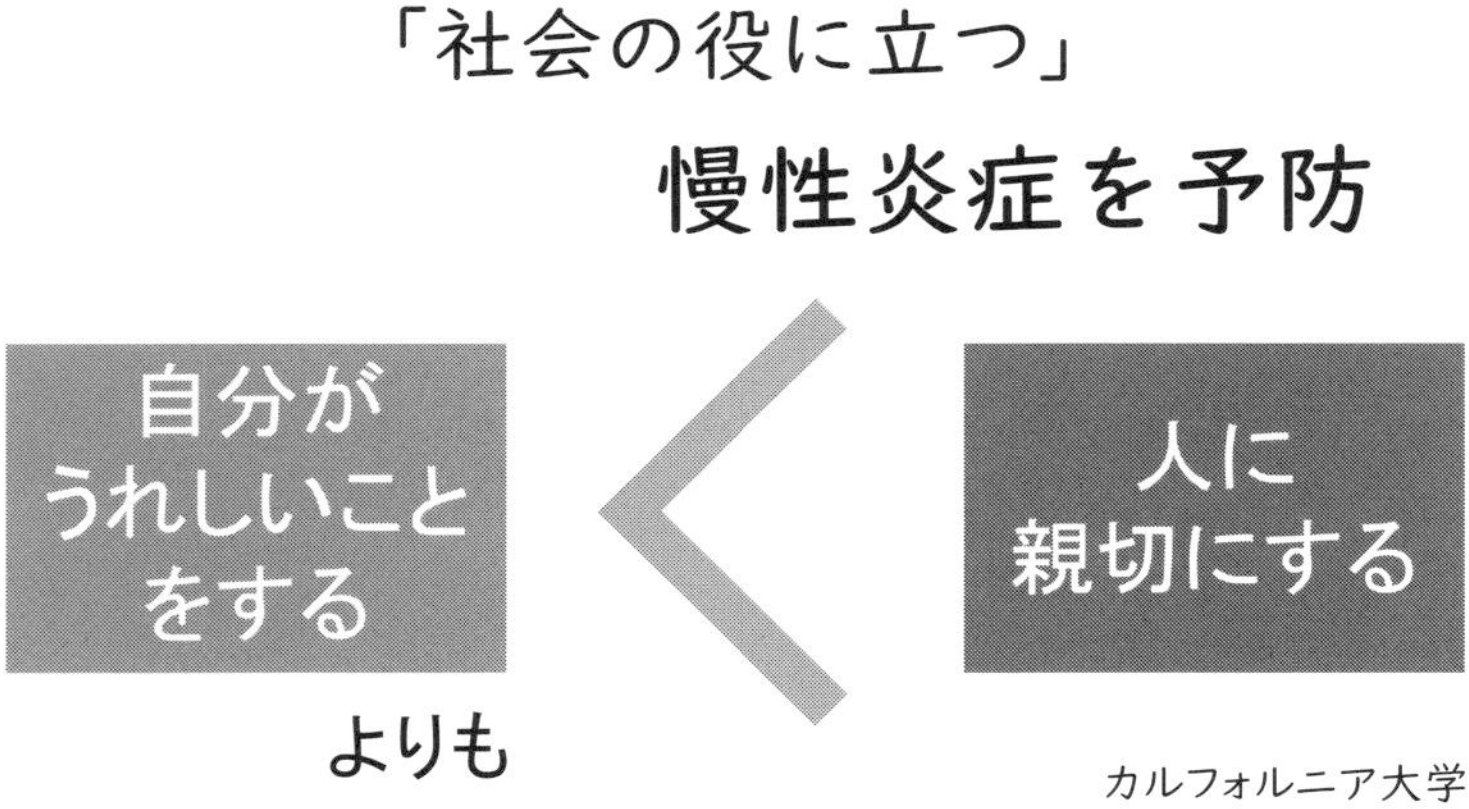

カルフォルニア大学

Q43

「親切」は人のためならず

社会の役に立つことが慢性炎症を防ぐという研究論文もあります。自分が嬉しいことをすることも、もちろん大事なことです。だけど、それ以上に「人に親切にする」ことの方が効果が大きいと言われています。他者へのやさしさや親切は、回りまわって自分のためになるのですね。

ほんの少しだけ誰かのために生きてみてください。ほんの少しでも人が幸せになると、うれしくなります。すると不思議なことに、あなたの人生が面白くなり、生きるのが楽になり、「負けない人生」が始まります。人生百年時代、ただの長生きではなく「価値ある生き方」をしてみたいものですね。

A

やさしさや親切な気持ちが
心身を健やかに輝かせ、人生をおもしろくしてくれます。

おわりに に代えて

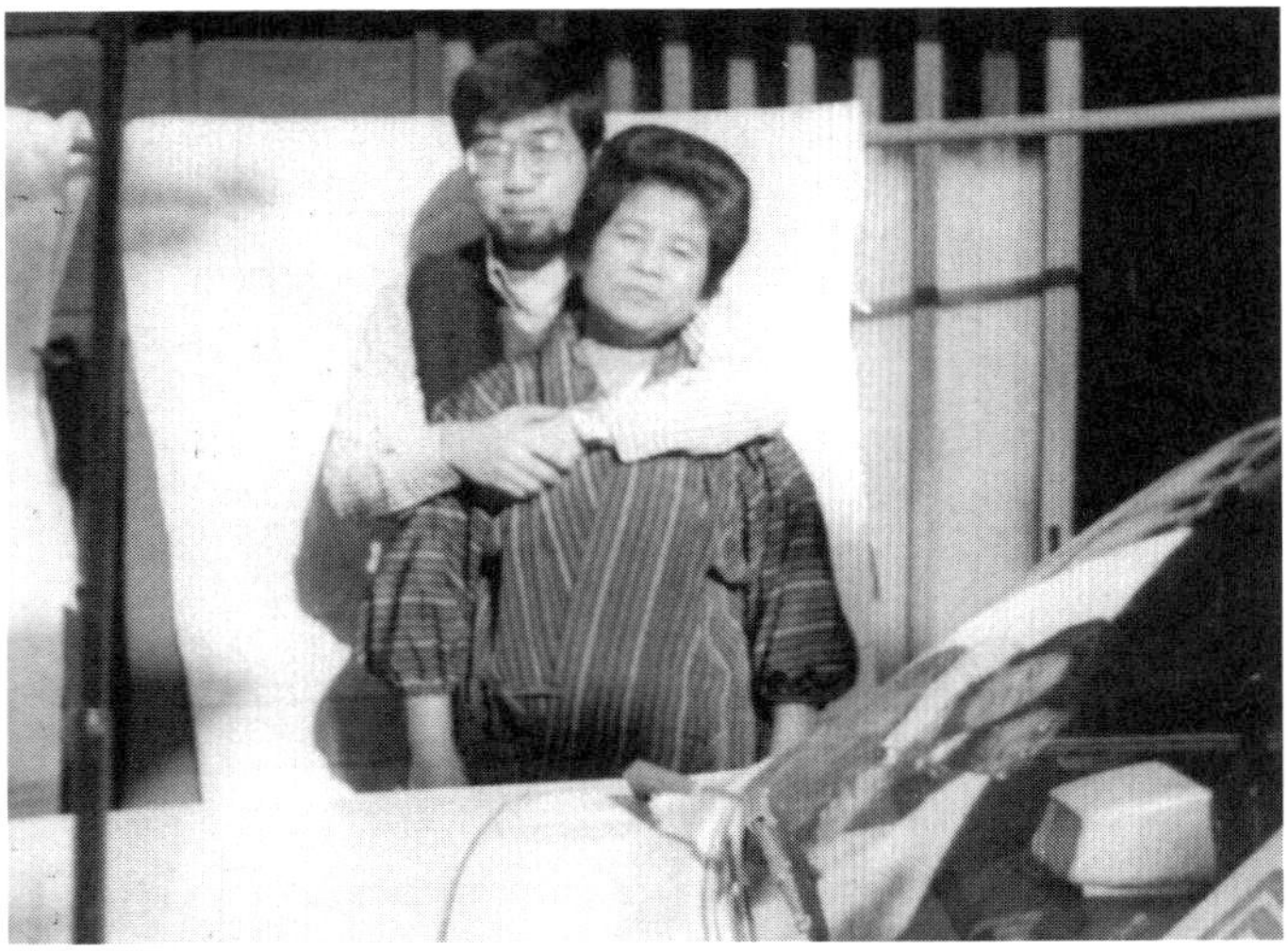

重い心臓病の母と。医学生の頃

ぼくのお母さん

ぼくを生んでくれた両親はぼくを育てることができず、1歳8か月のとき養子に出されました。養家は貧乏で、義母（以下、母）は重い心臓病を抱えていました。義父（以下、父）はそんな状況にもかかわらず、行き場のないぼくを拾ってくれました。

誰とでも仲良くなる達人

母は優しい人でした。人の悪口を一切言わない人でした。どんなに苦しい時でもいつもニコニコしていました。人と仲良くなる天賦の才能があったように思います。誰とでも仲良くなってしまうのです。血はつながっていませんが、母の生き方をそばで見ていて、見よう見まねで学んだことは多かったように思います。

母が買い物に行くときには、病弱な体を心配した父から、ついていって母を守れとよく言われました。

半分このみかん

ある日、母と二人でバスに乗ったときのことです。ぼくの隣には母、その向こう側に知らない青年が座っていました。母はすぐに話しかけて、すぐに仲良くなってしまいます。降りる駅の一つ手前になったとき、「次で降りるから」と言いながら自分のカバンをごそごそ探ってみかんをひとつ取り出しました。一個あげるのかなと思って見ていると、半分こにして「うちに帰ってから食べなさい」と青年に手渡しました。小学生だったぼくは一個あげればいいのにと思っていました。初めて会った人から半分に割られたみかんをもらうのは、もらう側もちょっとつらいだろうと思ったのです。

でも、それは大きな間違いでした。ぼくのうちは貧乏だった。たったひとつしかないみかん、残りの半分を、母はぼくに食べさせたかったのです。段々に母のやさしさや凄さが

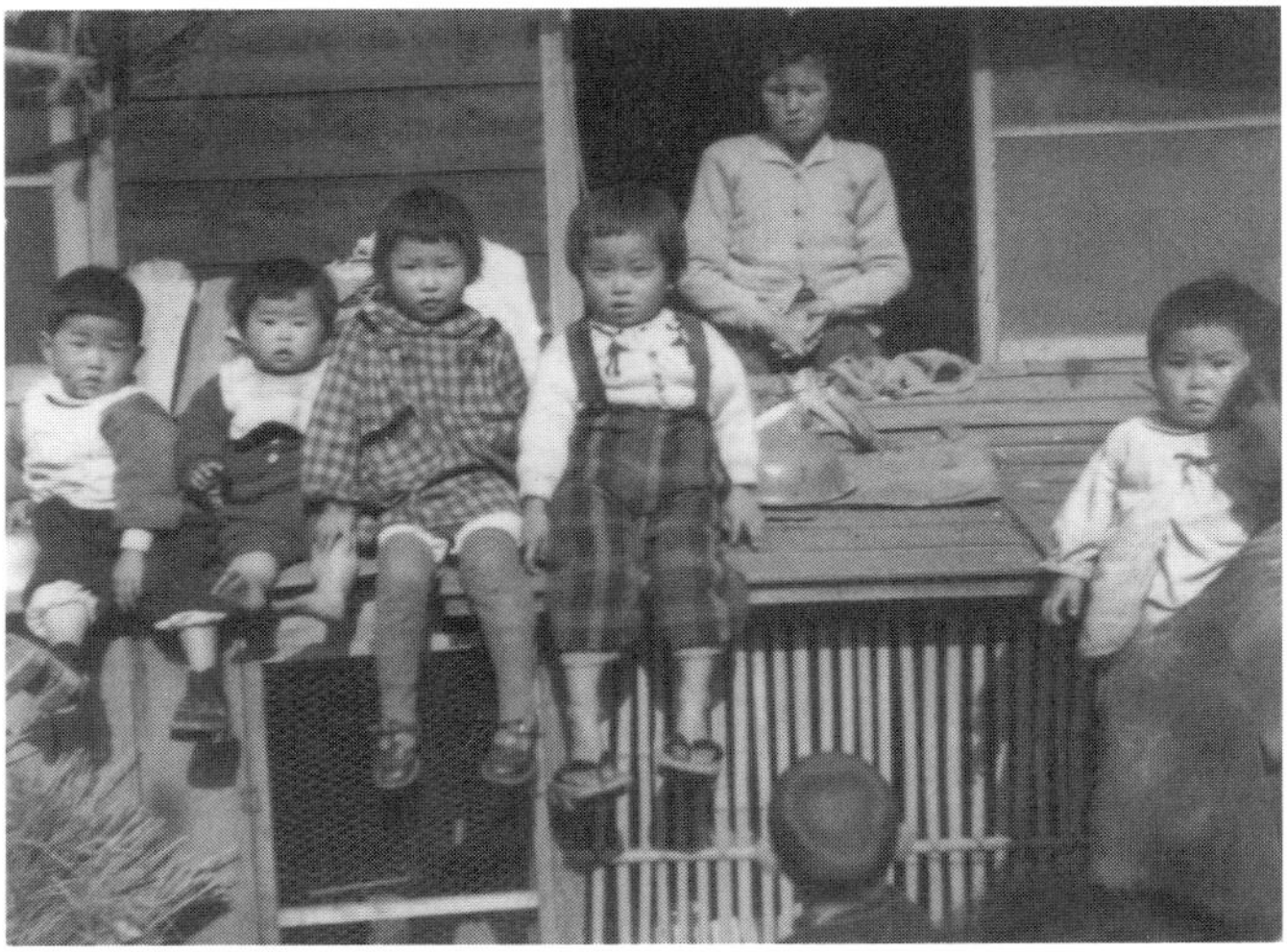

左端が鎌田。当時住んでいた長屋にて

わかるようになりました。

おすそわけ

当時住んでいたのは東京の赤羽の長屋です。隣の人が旅行に行くとお土産を買ってきてくれる時代でした。ぼくは一人っ子だったので全部食べられると思っていると母は「みのるちゃん、半分こだよ」といって半分に切ってお皿にのせて、反対側の隣のうちへ「おすそわけです」と届けるのです。いいことがあったら半分こ。ひとりじめにしないでおすそわけ。母から大切なことを教わりました。

人前で、はじめての号泣

全国から招かれて健康をテーマに語る講演会で、以前はよく、父になってくれた岩次郎さんのことを感謝を込めて語っていましたが、コロナ禍になって以降の講演会では最後に半分このみかんの話をしてきました。母は人にやさしくしながら、回りまわって結局自分の身に「生きる力」を集めていたのではないかと、今は思います。

20数年前に出した『がんばらない』（集英社）は今もたくさんの人に読まれていますが、中に母の最期を書いた場面があります。ぼくが働く諏訪中央病院で母は亡くなったのですが、そのとき、大人になってはじめて人前で号泣しました。

母のつくってくれたコロッケ弁当

貧乏と病弱だったために、子どもの頃、お弁当をつくってもらえない日も多かったのですが、たまに体の調子がいいときには、前の晩の残りのコロッケを甘辛く煮付けてご飯の上に一つどんと置いてあるコロッケ弁当をつくってくれました。友達のお弁当は卵焼きやウインナーやきゅうりなど色とりどりで、それに対して茶色一色のコロッケ弁当はちょっと恥ずかしかったけれど、母にとっては精一杯のお弁当。ぼくは、めちゃくちゃに嬉しくておいしくて、友達には見られたくないけど大満足でした。今も、親子丼や天津丼、かつ丼など丼物が大好きです。

母の教え

重い病気と貧乏の生活、にもかかわらず行き場のないぼくを拾って大切に育ててくれた母親の生き方には、とても大切なヒントが隠されているように思います。一つや二つ病気があっても、壁にぶつかっていても、自分の人生を肯定的にとらえニコニコしながら人にやさしくする。目に見えない不思議なホルモンや心の働き、また、体を動かし筋肉に刺激を与えることによって、意志の力や生きる力が微妙に変わってくるということを、母から教えられたように思います。

健康づくり運動を始めてもうすぐ50年。本書はその集大成として、鎌田式の健康法をわかりやすく図解で示しながら健康づくりの肝を一冊にまとめたつもりです。この企画を出してから、約一年。集英社の編集・山本智恵子さん、ライティングをしてくれた白鳥美子さんと3人で定期的にズームミーティングをしながら時間をかけて仕上げました。

そして、図解・チャート式という初めての試みを支えてくれたのはオフィス・ミノの新谷奈美さん。コロナ前、年間１００回以上の講演会で全国を飛び回っていたときにはいつも、行動変容が起きるようなわかりやすい図解・チャートをつくってくれました。この本をつくるにあたってさらにたくさんの図解をつくってくれました。この本を読みながら、まるで鎌田の健康講演会を聴いているような気になってくれれば幸せというものです。みなさんの近くに講演に行ったときには、ぜひ聴きに来てください。笑ったり泣いたりしながらひとときをご一緒しましょう。

３人に心から感謝をして筆をおきます。

みなさんが人生の最後の日まで楽しく明るく毎日を過ごしていけるように、この本を通じてこれまでの生活習慣を少し変える行動変容が起きると信じています。

令和5年5月吉日　**鎌田　實**

鎌田 實（かまた・みのる）

1948年、東京都生まれ。1974年、東京医科歯科大学医学部卒業。1988年、諏訪中央病院院長に就任。地域と一体になった医療や、食生活の改善・健康への意識改革を普及させる活動に携わる。2005年より同病院名誉院長。チェルノブイリ原発事故後の1991年より、ベラルーシの放射能汚染地帯へ医師団を派遣し、医薬品を支援。2004年からイラクの4つの小児病院へ医療支援を実施、難民キャンプに5つのプライマリ・ヘルス・ケア診療所をつくった。国内でも東北をはじめとする全国の被災地に足を運び、講演会、支援活動を行っている。近著に『鎌田式「スクワット」と「かかと落とし」』『鎌田式健康手抜きごはん』『60代からの鎌田式ズボラ筋トレ』『60歳からの「忘れる力」』などがある。

オフィシャルウェブサイト　http://www.kamataminoru.com

編集協力　白鳥美子
イラスト　オグロエリ
デザイン　清水佳子
DTP　高八重子

教《おし》えて！　毎日《まいにち》ほぼ元気《げんき》のコツ
図《ず》でわかる鎌田式《かまたしき》43のいい習慣《しゅうかん》

2023年5月31日　第1刷発行

著　者　鎌田《かまた》 實《みのる》
発行者　樋口尚也
発行所　株式会社 集英社
〒101-8050 東京都千代田区一ツ橋 2-5-10
電　話　編集部　03-3230-6141
読者係　03-3230-6080
販売部　03-3230-6393（書店専用）

印刷所　凸版印刷株式会社
製本所　加藤製本株式会社

定価はカバーに表示してあります。
造本には十分注意しておりますが、印刷・製本など製造上の不備がありましたら、お手数ですが小社「読者係」までご連絡ください。古書店、フリマアプリ、オークションサイト等で入手されたものは対応いたしかねますのでご了承ください。なお、本書の一部あるいは全部を無断で複写・複製することは、法律で認められた場合を除き、著作権の侵害となります。また、業者など、読者本人以外による本書のデジタル化は、いかなる場合でも一切認められませんのでご注意ください。

集英社学芸編集部公式ウェブサイト　http://gakugei.shueisha.co.jp
集英社学芸編集部公式 Twitter　https://twitter.com/shueishagakugei(@Shueishagakugei)
集英社学芸編集部公式 Facebook ページ　https://www.facebook.com/shueisha.gakugei

©Minoru Kamata 2023　Printed in Japan
ISBN 978-4-08-781740-9　C0095